Bahram Alamdary Badlou

Efeitos da insulina no coração e insuficiência cardíaca

Bahram Alamdary Badlou

Efeitos da insulina no coração e insuficiência cardíaca

ScienciaScripts

Imprint
Any brand names and product names mentioned in this book are subject to trademark, brand or patent protection and are trademarks or registered trademarks of their respective holders. The use of brand names, product names, common names, trade names, product descriptions etc. even without a particular marking in this work is in no way to be construed to mean that such names may be regarded as unrestricted in respect of trademark and brand protection legislation and could thus be used by anyone.

Cover image: www.ingimage.com

This book is a translation from the original published under ISBN 978-3-659-87630-1.

Publisher:
Sciencia Scripts
is a trademark of
Dodo Books Indian Ocean Ltd. and OmniScriptum S.R.L publishing group

120 High Road, East Finchley, London, N2 9ED, United Kingdom
Str. Armeneasca 28/1, office 1, Chisinau MD-2012, Republic of Moldova, Europe
Managing Directors: Ieva Konstantinova, Victoria Ursu
info@omniscriptum.com

Printed at: see last page
ISBN: 978-620-8-61850-6

Índice:

Efeitos da insulina no metabolismo cardíaco
e insuficiência cardíaca

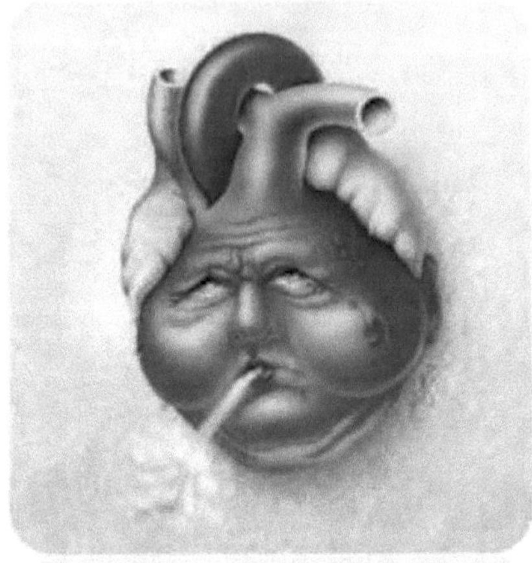

Dr. Bahram Alamdary Badlou Zeist, Países Baixos

Biografia do autor

Bahram Alamdary Badlou nasceu em Teerão, no Irão, em 1964. Após o ensino secundário no Irão, foi para o exército durante dois anos. Em maio de 1992, começou a estudar Medicina na Universidade Livre de Amesterdão (VU-Amsterdão) e, após dois anos, optou por prosseguir os seus estudos em Biologia Médica na Faculdade de Medicina do Centro Médico Universitário de Utrecht, tendo concluído o seu mestrado em Biologia Médica - Ciências de Transplantação - Cardiologia Experimental com RMN.

Como programa de estudo menor durante 6 meses, estudou "AlkylDihydroxyacetonephosphate Synthase, uma enzima peroxisomal envolvida na síntese de lípidos de éter" na Faculdade de Química da Universidade de Utrecht. Como programa principal, durante 9 meses, estudou o "paradoxo do cálcio no coração do rato por RMN" e a sua tese foi um estudo bibliográfico sobre "os efeitos da insulina durante e após a insuficiência cardíaca". Durante este período, desenvolveu soluções cardioplégicas para evitar danos no coração isolado de rato durante o transporte e transplante de coração.

Está autorizado a trabalhar com materiais e equipamentos radioactivos de grau 4B de acordo com a lei holandesa TU Delft certificado Stcrt nr.227 em 4 de dezembro de 1997. Também está autorizado a efetuar experiências com animais de acordo com o artigo nº 9 da lei holandesa. 9. Stb.1985, 336 certificado em 7 de março de 1997. Depois trabalhou durante 6 meses como Professor de Patologia e Fisiopatologia no Assay Institute em Roterdão Norte, Países Baixos. Em seguida, trabalhou como Investigador Associado num projeto da Unilever em associação com a Faculdade de Química de Utrecht, intitulado "O Bio-remédio dos antioxidantes, chegando a um acordo com a medição da peroxidação lipídica e a avaliação da eficácia antioxidante" num estudo ex-vivo e in vitro com o fluorímetro Tecan spectra, para prevenir o envelhecimento de fibroblastos de rato-1. Em fevereiro de 2002, iniciou o seu programa de doutoramento no Sanquin Blood bank NW, Utrecht, Países Baixos, para estudar a "preservação prolongada das plaquetas através da supressão metabólica". Pela primeira vez, conseguiu manter as plaquetas em estado de hibernação durante mais de 18 dias, de forma reversível. Os seus estudos-piloto revelaram que, através dos seus ajustamentos metabólicos nos bancos de sangue, os concentrados de plaquetas podem ser armazenados durante 18 dias.

Após todas as abordagens metabólicas em concentrados de plaquetas armazenados frescos e antigos (mais de 3 dias), também se verificou que a energia metabólica e a redução da glucose diminuíram a libertação de LDH e PFA (Timori e Badlou et al 2014). Todas as abordagens metabólicas acima mencionadas, apesar da preservação de sacos de plástico de diferentes empresas com diferentes permeabilidades de troca gasosa e capacidades de tamponamento de pH, mostraram que o melhor método para prevenir de uma só vez todas as lesões de membrana, processos apoptóticos e processos de degradação nos concentrados de plaquetas humanas armazenadas é a nova abordagem do método do Dr. Badlou até 2016. O Dr. Badlou está agora ocupado com a construção de novas instalações para construir um novo Hospital Académico de plaquetas para utilizar plaquetas e produtos derivados do plasma rico em plaquetas na saúde e nas doenças. A atenção centrar-se-á sobretudo nos departamentos de trombose e hemostase, doenças hemorrágicas, Medicaid e Medicare de mulheres e crianças, tratamento de doentes relevantes com tecnologias PRP em combinação com células estaminais.

Este livro é escrito e inspirado na dissertação do Dr. Badlou que, durante o seu estágio principal, escreveu a partir de estudos de literatura em 1999.

Capítulo 1

Introdução

O número de adultos com doença cardíaca diagnosticada é de 27,6 milhões, enquanto a percentagem de adultos com doença cardíaca diagnosticada é de 11,5% e o número de visitas a consultórios médicos com doença cardíaca, excluindo a isquémica, como diagnóstico primário é de 12 milhões nos EUA. Ainda existem demasiadas causas multifactoriais enigmáticas que interferem no tratamento das doenças cardiovasculares, o que resulta em erros médicos e efeitos secundários.

A insuficiência cardíaca humana (IC), que é um fenómeno que surge quando o coração não funciona, pelo menos nas suas fases avançadas, produz um fenótipo com muitas caraterísticas comuns (nomeadamente congestão pulmonar e diminuição da tolerância ao exercício), mas também muitas distinções individuais importantes. A IC também pode ser definida como a incapacidade do coração para acompanhar as exigências que lhe são impostas e, especificamente, a incapacidade do coração para bombear sangue com uma eficiência normal. Alguns doentes definham até ao ponto de caquexia (síndroma de perda de peso, atrofia muscular, fadiga), enquanto outros permanecem robustos. Alguns doentes apresentam uma dilatação profunda das câmaras e uma disfunção sistólica, mas uma tolerância ao exercício preservada, enquanto outros são incapacitados com fracções de ejeção apenas modestamente reduzidas. Estas diferenças entre os doentes podem, em princípio, refletir diferenças biológicas individuais no ciclo do cálcio e na incapacidade de manter a homeostasia da glicose.

Clinicamente, existem provas que demonstram que os mecanismos de regulação do sistema cardiovascular humano são demasiado complexos (figura 1), o que conduziu a uma hipo crónica mais imprevisível e, noutros doentes, a uma hiperglicemia (Gwathmey et al. 1993; Brownsey e Brunt 1977). Existem diferentes processos que podem ocorrer e/ou em combinação com outros processos durante a IC, ou seja, após a IC, por vezes o Sistema Neuronal Central (SNC) não consegue atingir o ponto de regulação desejado do metabolismo da glucose, o que leva a uma desregulação do metabolismo dos combustíveis no coração. O coração de diferentes indivíduos reage de forma diferente à desregulação da hemostase e do metabolismo. A resposta do coração depende não só da vitalidade dos vasos sanguíneos, da taxa de regulação dos genes, do mecanismo de reparação do coração, mas também da condição física do indivíduo, ou seja, da presença de doenças relacionadas com o envelhecimento. Por outro lado, o estado de outros órgãos, como os rins, o fígado, os pulmões e o pâncreas, torna-se mais cedo ou mais tarde crucial. Por último, mas não menos importante, o sistema hormonal e a transdução de sinais tornam-se óbvios como a única solução mágica e/ou o principal fator causal que agrava a IC avançada. Os componentes cardíacos humanos têm uma relação muito intrincada, que os médicos e os cientistas básicos não são capazes de organizar (Gwathmey et al. 1993 e 2000) de forma a que o coração obedeça ao novo set point e realize o débito cardíaco (DC) desejado. É mais provável que a diferença na adaptação sistémica
(ou desadaptação) dominam o fenótipo da doença de IC (Gwathmey et al. 1993 e 2000).

Recentemente, a insuficiência cardíaca é classificada em 4 fases: fase (A) doentes com risco elevado de IC, mas sem doença cardíaca estrutural ou sintomas de IC, ou seja, hipertensão arterial, diabetes mellitus (DM), doença arterial coronária (DAC), doenças vasculares periféricas, acidente vascular cerebral ou acidente vascular cerebral (AVC), antecedentes familiares, exposição a toxinas cardíacas; fase (B) doentes com doença cardíaca estrutural, mas sem sinais e sintomas de IC, ou seja, enfarte do miocárdio prévio, hipertrofia ventricular esquerda ou FEVE reduzida, doenças valvulares assintomáticas; fase (C) doentes com doença cardíaca estrutural com sintomas prévios ou actuais de IC, ou seja, doença cardíaca estrutural conhecida e disfunção cardíaca. hipertrofia ventricular esquerda ou FEVE reduzida, doenças valvulares assintomáticas; fase (C) doentes com doenças cardíacas estruturais com sintomas prévios ou actuais de IC, ou seja, doença cardíaca estrutural conhecida e dispneia, fadiga, tolerância reduzida ao exercício; e, finalmente, fase (D) doentes com IC refractária que requerem intervenções especializadas, ou seja, sintomas acentuados em repouso apesar da terapêutica médica máxima, com hospitalização recorrente. (para mais informações, consultar o sítio da American Heart Association e do American College of Cardiology NYHA, Nova Iorque, EUA).

A questão central relativa às anomalias de contração pode não ser tão elusiva como as diferenças de sinais e sintomas.
A compreensão atual da base molecular das acções da insulina nos miocardos (músculos cardíacos) e nos cardiomiócitos (células cardíacas) é extraída de uma vasta literatura resultante de estudos dos principais tecidos-alvo e também de uma vasta gama de outros tipos de células, incluindo estudos de linhas celulares adequadamente transfectadas e imortalizadas (Brownsey e Brunt 1977), mas não de cardiomiócitos e dos próprios tecidos cardíacos humanos.
O objetivo deste livro é reunir todos os conhecimentos científicos, moleculares, básicos e clínicos sobre os efeitos da insulina antes e depois da IC humana; não pretende esgotar as extensas revisões recentemente publicadas, mas sim destacar os aspectos que são distintivos e/ou que estão mal definidos.
No capítulo II, são descritas e destacadas as definições de IC. Por um lado, após a compreensão da (pato)fisiologia da IC, uma consequência positiva seria a elaboração de uma definição normalizada e clara desta doença. Por outro lado, com base numa definição padrão de IC, todos os médicos poderiam envolver-se na investigação e desenvolvimento de medicamentos específicos, o que poderia resultar num tratamento padrão para todos os doentes.
No capítulo III, são revistos conceitos recentes especificamente sobre a forma como a insulina actua e afecta o metabolismo do coração dos mamíferos, ou seja, o mecanismo bioquímico em condições (pato)fisiológicas. Os recentes desenvolvimentos e conceitos alteraram a nossa compreensão dos efeitos químicos e fisiológicos na regulação do sistema endócrino e hormonal para a genética molecular e a proteómica (Gwathmey et al. 1993, Kim CS 1999 e 2000). Além disso, enriqueceu a nossa compreensão sobre a ação da insulina em processos distintos para regular as exigências mecânicas do coração humano, antes e depois da IC.
O capítulo IV centra-se nas etapas comprometidas (= etapas em que os precursores e os iniciadores podem ser regulados) que, hipoteticamente, têm efeitos nas interações da insulina no metabolismo cardíaco e na IC. Estas etapas poderiam, na prática, ser monitorizadas direta e/ou indiretamente, mesmo durante a IC, através de uma medição indireta da atividade enzimática específica em testes ELISA, em condições em que a IC é exatamente definida.
O capítulo V centra-se na discussão sobre o funcionamento normal e a insuficiência cardíaca. Quais são os efeitos da insulina antes e depois da IC? Que lições podem ser retiradas da interação entre a insulina e os receptores dos cardiomiócitos do coração? Que medicamentos e remédios poderão ser desenvolvidos para curar e tratar os doentes com IC? Além disso, as perspectivas e os planos de ação para novas investigações que permitam detetar os doentes com IC, de preferência de forma profilática.

Capítulo 2

Insuficiência cardíaca

a. Definição de insuficiência cardíaca
b. Sintomas de insuficiência cardíaca
c. Estados de insuficiência cardíaca
    i. Reversível
    ii. Irreversível

Definição de insuficiência cardíaca

Embora toda a gente "sinta" que sabe o que significa insuficiência cardíaca (IC), não existe uma definição geralmente aceite sobre a IC humana (Denolin et al. 1983). As opiniões e definições que se seguem descrevem as situações conflituosas, que não são padronizadas, que surgem antes e depois dos episódios de IC. É agora óbvio que o diagnóstico da insuficiência cardíaca, tal como o de muitas outras doenças, depende da sua definição, que varia
com diferentes autoridades e as suas condições selecionadas.

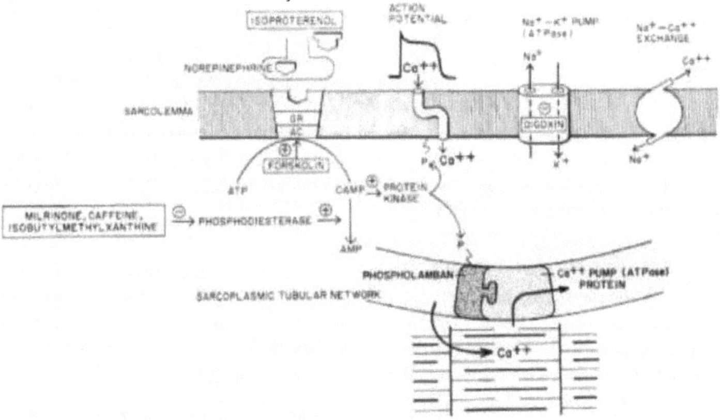

Figura 1. Potencial de ação do coração regulado principalmente pelo cálcio. Acoplamento excitação-contração no coração (ver texto para mais detalhes). Os agonistas dos receptores apresentados são o isoproterenol e a norepinefrina (agonistas dos receptores 0); a forskolina, que ativa a adenilato ciclase (AC); a digoxina, que inibe a ATPase sódio-potássio; e a milrinona, a cafeína e a isobutilmetixantina, que são inibidores da fosfodiesterase. (AMPc cíclico). Reproduzido com permissão de Feldman et al. 1987.

Uma vez que nenhuma medida única discrimina entre o coração normal (figura 1) e o coração em falência (figura 2), nenhuma definição de IC humana é universalmente aceite (Denolin et al. 1983). Ainda estamos à espera de um teste padrão fiável e responsável que nos diga se esse resultado indica que determinado coração está a traficar numa condição boa (fisiológica) ou má (patológica), no que diz respeito à IC. Infelizmente, a nossa capacidade de estudar a biologia fundamental da IC humana é severamente limitada pelas considerações éticas óbvias que envolvem o acesso ao tecido cardíaco humano (Denolin et al. 1983).

Praticamente todos os espécimes disponíveis provêm de corações emplastados removidos na altura do transplante, uma altura em que a causa e os efeitos podem ser particularmente difíceis de distinguir. Embora existam muitos modelos animais de insuficiência cardíaca, baseados em especulações e nocautes de pressupostos hipotéticos. É justo dizer que nenhum é universalmente aceite como um modelo fiel de IC e/ou IC crónica. Tendo em conta estes factos, neste capítulo iremos discutir mais sobre as informações e conceitos básicos da IC e os seus aspectos mal definidos. (ver para informações mais detalhadas Swan et al. 1997)

Figura 2 Primeiros sinais de insuficiência cardíaca

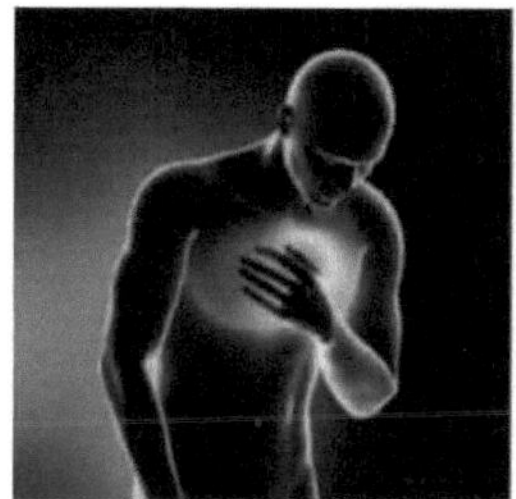

Até à data, praticamente todos os estudos básicos e clínicos sobre a IC congestiva têm sido dificultados pela falta de dados baseados em evidências e de critérios de diagnóstico normalizados e consistentes, o que constituiria uma avaliação de acompanhamento abrangente para outros investigadores. (ver quadros 1 e 2).

Tabela 1. Causas de insuficiência cardíaca sistólica e diastólica

	Pressão cardíaca sistólica	Pressão cardíaca diastólica
Coração fisiológico (controlo)	Bombagem normal Contractilidade normal	Enchimento normal Normal em repouso
Coração patológico com IC	Problemas de bombagem Falha na contração/manutenção do fluxo sanguíneo e diminuição do débito cardíaco	Problemas de obturação Incapacidade de encher o ventrículo esquerdo Incapacidade do ventrículo esquerdo de relaxar normalmente

Num antigo livro latino está escrito "OMNIS DE SCRUTIO PERECULOSA EST- Erasmus", que significa "toda definição é perigosa" (Denton RM. 1986). Os nossos distintos colegas devem ser admirados tanto pela sua coragem como pela sua prudência na definição de IC (Denolin et al. 1983; Denton RM, 1986).

Devido a um mal-entendido sobre o uso da palavra definição no inglês padrão, "definição" tem dois significados bastante distintos - um, o significado de uma palavra, e o outro, a natureza fundamental de uma coisa (Denolin et al. 1983). No entanto, já no início do século XIX, alguns médicos reconheciam que a IC era mais do que uma perturbação da função de bombagem cardíaca (Gwathmey et al. 1993). Os profissionais de saúde geralmente vêem o coração como um órgão que bombeia o sangue e entendem a IC como uma deficiência no bombeamento e/ou diminuição do débito de bombeamento cardíaco (Gwathmey et al. 1993).

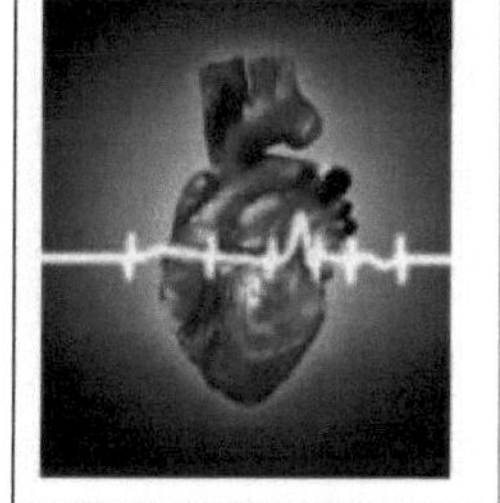

Figura 3 ECG de sinalização de insuficiência cardíaca

Embora a complexidade da maquinaria do coração seja apreciada pelos médicos e clínicos, o vasto e crescente conjunto de novos conhecimentos moleculares tornou-se esmagador, tanto em termos de volume como de complexidade das evidências básicas e clínicas apresentadas (figura 3).

A definição de IC pode ser descrita da seguinte forma: uma aparência fenomenal que realça os sinais e sintomas clínicos resultantes da interação entre o débito cardíaco e a função de bombeamento em falência e o sangue circulante, cujas necessidades não puderam ser satisfeitas de forma adequada; enfatizou a fisiopatologia anormal dos órgãos (Gwathmey et al. 1993, 2000 e 2005). Sir William Osler, na primeira edição do seu clássico Textbook of Medicine (1892), documentou que, enquanto a resposta hipertrófica inicial à sobrecarga hemodinâmica se transformava em acções compensatórias.

Tabela 2. Detalhes Clínicos e Determinações Humorais em 38 Pacientes com Insuficiência Cardíaca Crónica e 20 Indivíduos de Controlo Saudáveis (Adaptado de Swan et al. 1997)

	Pacientes com ICC (n 5 38)	Controlo da saúde Temas	P Valor
Idade (ano)	56 ± 1.5	53 ± 2.6	0.23
Altura (cm)	174 ± 0.9	177 ± 1.3	0.06
Peso (kg)	82.9 ± 2.0	82.6 ± 2.5	0.91
Índice de massa corporal (kg/m^2)	27.4 ± 0.6	26.4 ± 0.9	0.35
Aldosterona (pmol/litro)	770 ± 134	284 ± 37	*0.012*
Atividade da renina no plasma (ng/ml)	7.70 ± 1.19	1.36 ± 0.16	*0.0002*
Norepinefrina (nmol/litro)	2.50 ± 0.24	1.77 ± 0.16	*0.039*
Epinefrina (nmol/litro)	0.39 ± 0.02	0.50 ± 0.04	*0.012*
Colesterol total (mmol/litro)*	5.41 (10.19, 20.18)	4.91 (10.20, 20.19)	0.08
Colesterol HDL (mmol/litro)*	1.05 (10.05, 20.05)	1.24 (10.06, 20.06)	*0.028*
Colesterol LDL (mmol/litro)*	3.32 (10.15, 20.14)	3.11 (10.19, 20.18)	0.39
Triglicéridos (mmol/litro)*	1.84 (10.19, 20.17)	1.00 (10.11, 20.10)	*0.0003*

*A transformação logarítmica resulta em erros padrão assimétricos. Os dados são apresentados como valor médio 6 SEM. Os valores de p em itálico indicam diferenças significativas entre os grupos. HDL 5 lipoproteínas de alta densidade; LDL 5 lipoproteínas de baixa densidade.

Posteriormente, a determinação do coração cronicamente hipertrofiado superou os efeitos compensatórios da hipertrofia (Gwathmey et al. 1993). Na descrição deste último fenómeno, a que chamou "compensação quebrada", Osler escreveu: a compensação quebrada pode surgir subitamente durante um esforço muito severo, a morte pode resultar de uma dilatação aguda mas, mais frequentemente, ocorre lentamente e resulta da degeneração e enfraquecimento dos músculos do coração (figura 4).

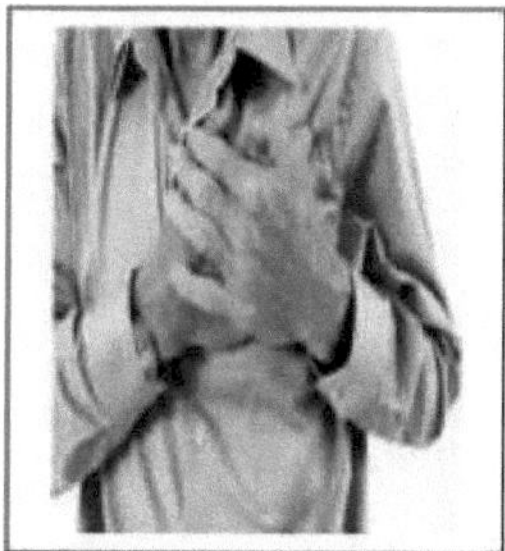

Figura 4 Angina de peito e dor crónica após insuficiência cardíaca

A mudança de foco do nosso esforço para definir a IC ilustra a (co-)operação de uma sequência de três paradigmas, ou modelos arquetípicos, que descreve o desenvolvimento da nossa compreensão da regulação cardíaca durante este século (Gwathmey et al. 1993 e 2005). Estes paradigmas podem ser descritos de forma concisa como órgão, célula e gene (Quadros 3 e 4).

Tabela 3.Pesos corporais e pesos cardíacos do miocárdio de controlo e do miocárdio em falência. Peso corporal BW, controlo CON, insuficiência cardíaca HF, peso cardíaco HW, relação peso cardíaco HW/BW/peso corporal. Os dados são apresentados como média ± SEM. (Adaptado de Gwathemey et al. 2000)

	CON (n = 5)	HF (n = 5)
HW (g)	3.44 ±0.15	4.45 ± 0.20*
PB (g)	620 ± 34	348 ± 23*
HW/BW	0.005 ± 0.0004	0.013 ± 0.0009*

Na tentativa de compreender a regulação do trabalho do coração, por exemplo, vimos o foco da investigação passar da fisiologia do órgão (lei de Starling do coração) para a bioquímica celular (contratilidade do miocárdio) e para a expressão genética alterada (biologia molecular e genómica) (Gwathmey et al. 1993).

Tabela 4. Dimensões das células dos corações de controlo e de falência. Os dados são apresentados como média ± SEM; n é o número de células estudadas. (Adaptado de Gwathemey et al. 2000)

	n	Capacitância da célula (pF)	Comprimento da célula (gm)	Largura da célula (gm)
CON	27	25.9 ± 0.6	136 ± 5	8.7 ± 0.3
HF	24	28.0 ± 1.0	124 ± 4	9.7 ± 0.3

Muitas das acções da insulina no fígado e no tecido adiposo são conseguidas com alterações mínimas nas concentrações de cálcio citoplasmático livre (figuras 5 e 16) e, de facto, podem ser antagonizadas por hormonas, que actuam claramente através de um aumento dos níveis de cálcio citoplasmático (Brownsey e Brunt 1977; Denolin,1983; Denton et al. 1986).

*P < 0,005, significativamente diferente do controlo

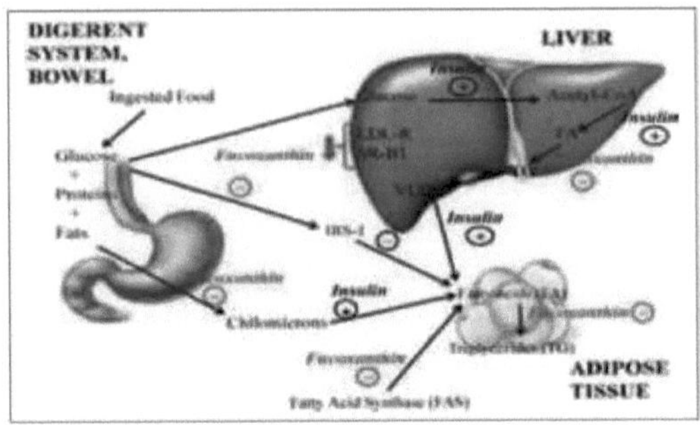

Figura 5 Sistema digestivo gastrointestinal

Existem algumas evidências clínicas que demonstraram que, em doentes com IC, "os níveis basais de norepinefrina no plasma são consideravelmente mais elevados" e representam um mecanismo compensatório no miocárdio em falência (Ramsussen, 1986; Cheatham et al.1995; Cohen, 1993; Lawrence,1992; Lee e Pilch 1994; Williams, 1994; Vaaler, 1992). Sugerem que um aumento moderado do nível plasmático de norepinefrina "diminui a tolerância à glucose" e a "sensibilidade à insulina", enquanto aumenta significativamente a lipólise e os níveis de ácidos gordos livres (AGL). De facto, os doentes com insuficiência cardíaca crónica (ICC) apresentam um estado de resistência à insulina. (Reaven, 1988; Jonathan, 1997).

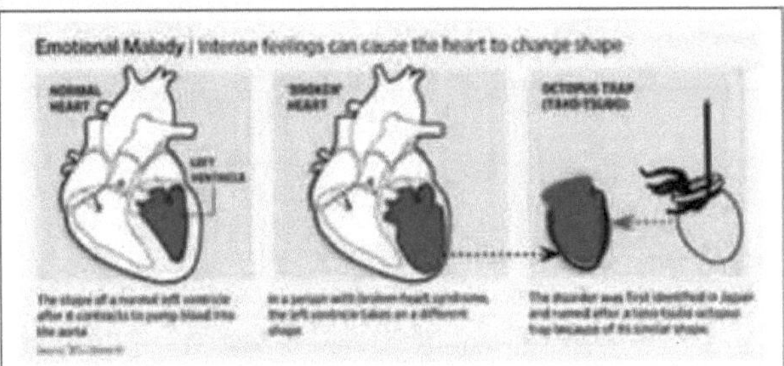

Figura 6 Expansão do ventrículo esquerdo durante e após IC crónica.

Existem diferentes definições sobre a IC. A IC humana pode ser definida como **(i)** o estado patológico em que uma anormalidade da função do músculo cardíaco é responsável pela incapacidade do coração bombear sangue a níveis adequados para satisfazer as exigências metabólicas dos tecidos (Page et al. 1976; Lewis et al.1995). **(ii)** A Insuficiência Cardíaca é o estado patológico em que uma anormalidade da função cardíaca é responsável pela incapacidade do coração de bombear sangue a uma velocidade compatível com as necessidades do tecido metabólico (Kelly et al. 1996). **(iii)** A insuficiência cardíaca é a situação anormal em que a perturbação do desempenho cardíaco é a principal responsável pela incapacidade do coração de bombear o sangue a um ritmo compatível com as necessidades metabólicas sistémicas (Mason, 1976). **(iv)** Na prática, a insuficiência cardíaca é melhor descrita em termos dos seus dois conjuntos primários de manifestações clínicas (figura 6), a congestão pulmonar e a hipoperfusão periférica (Forrester, 1978). **(v)** Insuficiência cardíaca (Herzinsuffizienz) significa débito cardíaco insuficiente; isto é, em repouso ou em exercício, pode estar presente uma função miocárdica anormal (por exemplo, aumento anormal da pressão de enchimento ventricular e/ou do volume ventricular diastólico final) apesar de um débito cardíaco normal (isto é, sem insuficiência cardíaca) (Reindell, 1977). **(vi)** Insuficiência cardíaca é o estado de qualquer doença cardíaca em que, apesar de um enchimento ventricular adequado, o débito cardíaco está diminuído ou em que o coração é incapaz de bombear sangue a um ritmo adequado para satisfazer as necessidades dos tecidos, mantendo-se os parâmetros funcionais dentro dos limites normais (Denolin et al. 1983).

A definição **(vi)** é aplicável a todos os temas de IC utilizados clinicamente (Denolin et al. 1983), tais como congestiva latente, aberta e de baixo débito. Esta definição implica que, embora o coração possa ser capaz de satisfazer as necessidades dos tecidos durante o stress, os outros parâmetros de função não se mantêm dentro dos limites normais.

O principal problema na definição da IC humana resulta do facto de parecer ser necessário um grande número de definições diferentes para uma "descrição pormenorizada" de todas as condições e pontos de vista que se referem à Insuficiência Cardíaca (Denolin, 1983).

Em todos os outros subgrupos de IC, independentemente de o débito cardíaco estar normal ou deprimido, os parâmetros de função em repouso não estão dentro dos limites normais. Nas definições sugeridas, o termo "parâmetros de função" significa todos os elementos que caracterizam a atividade do coração como bomba e/ou como músculo. A partir da definição posterior de IC, torna-se evidente que a IC não é "apenas definida" por critérios comummente utilizados, ou seja, o débito cardíaco e o metabolismo dos tecidos (Denolin et al. 1983).

A IC é também um estado de "órgão carente de energia", em que os níveis decrescentes de fosfato de alta energia contribuem provavelmente para as anomalias inotrópicas e lustrópicas no coração em falência (Finegan et al. 1992; Opie LH. 1991). Os pormenores sobre estas anomalias moleculares e a forma como influenciam a função e o prognóstico em doentes com IC estão ainda por esclarecer (Gwathmey et al. 1993).

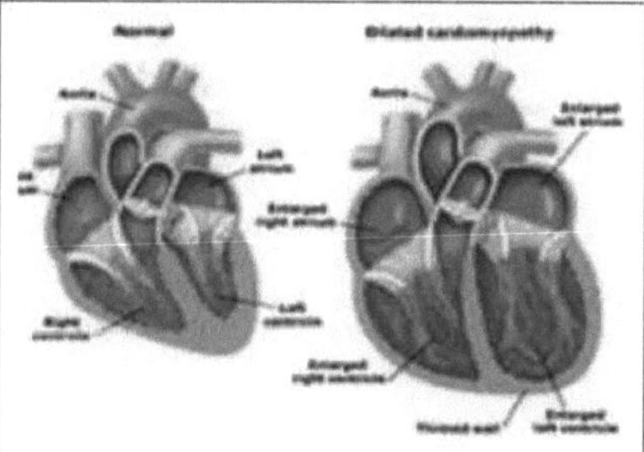

Figura 7: Expansão de todo o coração após IC crónica.

Sintomas de insuficiência cardíaca

A palavra "sintomas" da IC também tem uma definição complicada e vaga, tal como a palavra "definição" neste contexto. Neste contexto, a palavra sintoma(s) é utilizada como indicador de IC congestiva (crónica). Normalmente, apenas cerca de 2% das enzimas cardiovasculares estão activas no metabolismo cardíaco (McCormack et al. 1990), mas quando o fluxo da glicólise aumenta, como acontece durante o aumento do trabalho cardíaco, 60-90% destas enzimas metabólicas podem tornar-se activas (figura 7). Possivelmente como resultado de um aumento do cálcio celular ou de alterações nos níveis dos vários compostos de fosfato de alta energia.

Durante a estimulação por catecolaminas e outros agentes inotrópicos, pensa-se que a conversão para a forma ativa é causada por um aumento da concentração de cálcio mitocondrial (McCormack et al. 1990) e, subsequentemente, das actividades metabólicas.

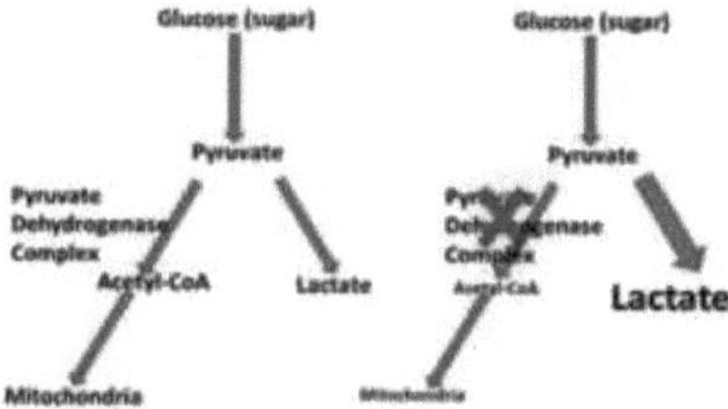

Figura 8. A glicólise e a degradação do piruvato são processos dependentes da PDH. Se a PDH for inibida, a formação de lactato aumenta durante o estado anaeróbio.

A inibição da Piruvato Desidrogenase é uma enzima chave (figura 8) e um fator de inibição da glicólise, especialmente durante o fornecimento simultâneo de ácidos gordos ao miocárdio (Weis et al. 1994).

Por outro lado, a enzima PDH também é inibida pela oxidação de ácidos gordos (figura 9). O elevado nível de catecolaminas na IC cria uma condição para o aumento dos níveis de norepinefrina (NA) associado à resistência à insulina ou hiperinsulinemia. Além disso, foi recentemente demonstrado que a NA pode alterar a homeostase da glucose, diminuindo a sensibilidade à insulina (Uphues et al. 1994; Russel, 1996; Rodnick et al. 1992; Burdett et al. 1987; Dohm et al. 1993; Cahill et al. 1971).

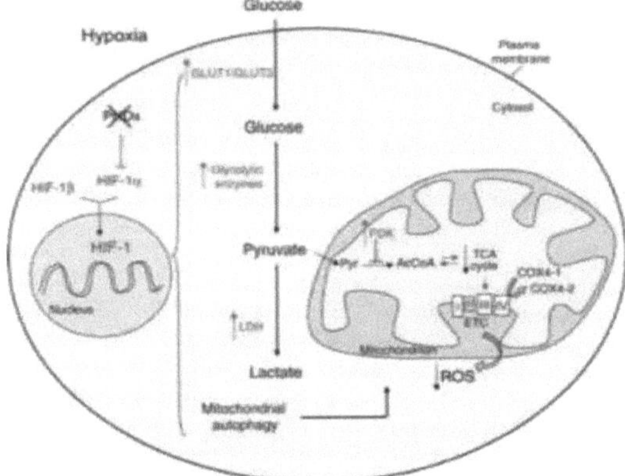

Figura 9. Os factores que aumentam a glicólise também activam a PDH para aumentar a entrada de piruvato no ciclo do citrato. As expectativas são a hipóxia e a isquemia, que inactivam a enzima (da ref. 21).

Como consequência de um aumento contemporâneo dos níveis plasmáticos de NA, nos doentes que sofrem de insuficiência cardíaca congestiva crónica, parece ocorrer um estado de resistência à insulina e os níveis basais de NA são consideravelmente mais elevados nos doentes com sintomas graves do que naqueles com sintomas ligeiros (Uphues, 1994; Russel, 1996; Rodnick, 1992; Burdett, 1987; Dohm, 1993; Cahill, 1971). Para além disso, os níveis de NA podem ser considerados como um guia para o prognóstico nesses doentes (Exton, 1995; Stern, 1995; Ogihara, 1995). Sempre se considerou que a epinefrina e o glucagon, mais do que os níveis de NA, desempenham um papel importante na homeostase da glucose e na sua regulação por hormonas contra-reguladoras (Ogihara,1995). No entanto, existem evidências de que na população não diabética, os níveis de insulina foram fortemente influenciados pelo "tempo" desde a última refeição, resultando em níveis de glucose aleatórios "estáveis" (Stalk,1995). No entanto, para aumentar a frequência cardíaca no miocárdio em falência, ocorreu um aumento do nível de NA. Ocorreu também uma secreção e um excesso de atividade do sistema nervoso adrenérgico (Cheatham et al.1995; Uphues et al.1994; Watanabe et al.1984; Slot et al. 1991).

Durante a IC, os níveis plasmáticos basais de norepinefrina estão significativamente aumentados, variando entre 400 e 1000 pg/ml, e são um "biomarcador" orientador do prognóstico (Uphues et al.1994). Durante a ICC existem associações principais encontradas com a resistência à insulina, caracterizada por hiperinsulinemia tanto em jejum como estimulada, que também pode ser usada como outro guia. Relacionamos a IC avançada (em termos de redução do pico de volume de oxigénio Vo2) com o aumento da resistência à insulina, mas esta não é diretamente mediada por uma disfunção ventricular ou por um aumento dos níveis de catecolaminas (Jonathan,1997).

Estados de insuficiência cardíaca

i. Reversível

Por definição, a insuficiência cardíaca num "estado reversível" significa/é o estado de insuficiência cardíaca crónica, no qual, com algumas acções de interferência externas e/ou internas, se poderia evitar uma maior falha da função cardíaca. O controlo glicémico, a deteção enérgica e o tratamento da hipertensão com agentes anti-hipertensores adequados, a deteção precoce e o tratamento de doenças isquémicas do coração são essenciais num estádio reversível, e o tratamento preventivo, por exemplo, da cardiomiopatia diabética (Stalk R. 1995; Slot et al.1991), utilizando a combinação de restrição calórica e de gorduras, pode ajudar a promover a perda de peso em doentes obesos com DMNID (Swan et al.1997). Não foram observados outros benefícios a longo prazo deste regime. Por vezes (estado ligeiro de ICC), a própria insulina pode funcionar internamente como agente terapêutico (Julian,1983; Crawford et al.1995; Morimoto et al.1996).

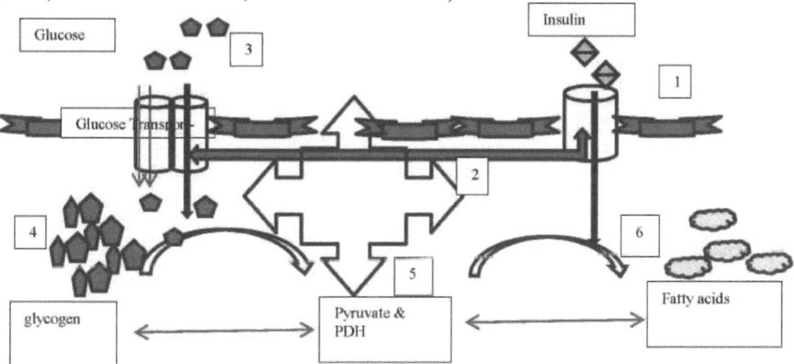

Figura 10. A insulina pode afetar o metabolismo da glicose de forma invulgar.

A fosforilação múltipla da insulina pode afetar os receptores de insulina, servindo de novo para a captação de mais glicose no interior da célula (em situação de hipcrinsulinemia), de modo que a insulina funciona como o principal agente regulador (figura 10) e desempenha um papel fundamental no mecanismo de captação de glicose (Gwathmey et al. 2000; Morimoto et al.1996).

Estados de insuficiência cardíaca

ii. Irreversível

A taxa de mortalidade das pessoas (em estado irreversível) com diabetes é três vezes superior à dos indivíduos de controlo não diabéticos, em comparação com os indivíduos de idade e sexo semelhantes (Agamatsu et al.1995). Um estado irreversível é um estado em que os processos relacionados com o coração e a IC são progressivamente afectados e não podem ser restaurados.

Recorde-se que a ICC está associada a uma resistência à insulina acentuada (Swan et al.1997), caracterizada por hiperinsulinemia em jejum e estimulada. Os estudos não invasivos em doentes diabéticos jovens não revelam qualquer anomalia cardíaca, mas em doentes diabéticos mais velhos é detetável uma disfunção diastólica cardíaca ligeira. Esta cardiomiopatia ligeira pode tornar-se clinicamente detetável na presença de hipertensão e pode ser grave na presença de isquemia do miocárdio (Agamatsu et al.1995).

Por um lado, os doentes diabéticos apresentam um aumento da mortalidade relativa por todas as causas cardiovasculares, sendo esta mortalidade relativa maior nas mulheres que utilizam insulina diariamente. Por outro lado, os doentes com diabetes tendem a ter uma maior prevalência de hiperlipidemia, hipertensão e obesidade. No entanto, estes factores não são totalmente responsáveis pelo aumento da mortalidade (Agamatsu et al.1995). No entanto, a presença de uma condição diabética (irreversível) é, por si só, um fator de risco para a progressão de doenças cardiovasculares e IC.

Tanto o aumento da incidência de ICC como o aumento da mortalidade/morbilidade no doente diabético após enfarte do miocárdio ou cirurgia de revascularização do miocárdio podem ser explicados pela presença de cardiomiopatia diabética. Os doentes com diabetes Mellitus têm uma elevada morbilidade e mortalidade por enfarte do miocárdio "agudo"; a razão para tal não é totalmente compreendida.

É pouco provável que as doenças microvasculares sejam a causa das cardiomiopatias diabéticas. As alterações celulares, incluindo defeitos no transporte de cálcio e no metabolismo dos ácidos gordos (em que a regulação da insulina é afetada), podem levar a uma hipertrofia miocelular e a fibrose miocárdica,que inicialmente estão a causar disfunção diastólica que pode avançar para disfunção sistólica (-irreversivelmente).

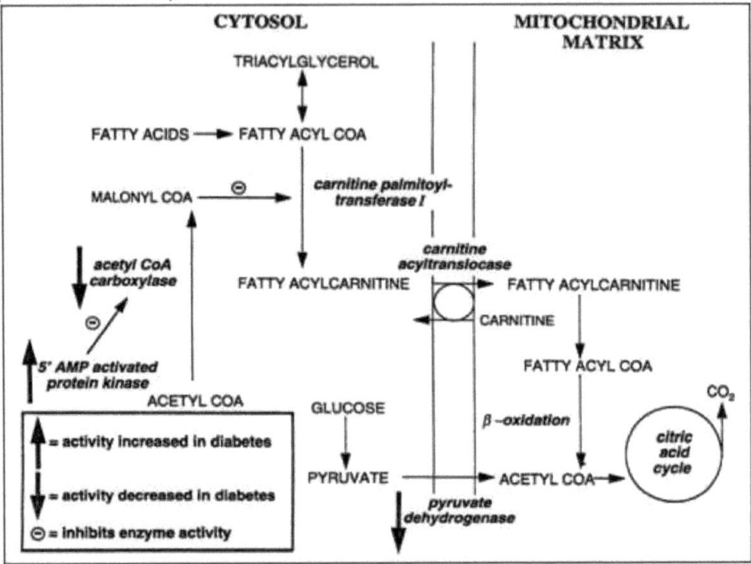

Figura 11. Esquema que descreve a via através da qual a proteína quinase activada por 5'-AMP e a acetil CoA carboxilase controlam a absorção de ácidos gordos e as alterações que ocorrem em condições diabéticas (adaptado de Stanley WC et al. 1997)

Os três principais factores de uma doença cardíaca diabética (ou que leva o coração a um estado irreversível) são 1. Doença arterial coronária (DAC), 2. Neuropatia autonómica que causa desnervação cardíaca, e 3. Cardiomiopatia diabética (Stanley,1997; Anne-Marie L. 1983). Os factores que desempenham um papel na etiologia destas perturbações incluem a obesidade, a hipertensão, a dislipidemia, os desequilíbrios glicéricos, a resistência à insulina, a glicosilação das proteínas e a presença de complicações diabéticas a longo prazo - em particular a nefropatia diabética, o aumento da "agregação plaquetária", os factores reológicos, a coagulopatia diabética e a cardiomiopatia diabética (DCM) (Anne-Marie L. 1983). O aumento da mortalidade por doenças cardíacas na população diabética não é inteiramente atribuível a doenças isquémicas do coração, podendo ser causado por cardiomiopatias diabéticas. Estudos em animais, autopsicos, clínicos e electrofisiológicos documentaram a presença de uma cardiomiopatia distinta. Na presença de diabetes isolada (I), a cardiomiopatia é ligeira, mas com a adição de hipertensão (II) ou doenças cardíacas isquémicas (III), as cardiomiopatias podem tornar-se graves.

A DCM é caracterizada por hipertrofia miocelular avançada, formação de colagénio da proteína contrátil do miocárdio e perturbação do metabolismo dos ácidos gordos. É pouco provável que a DCM seja causada por doenças microvasculares. Clinicamente, tem as caraterísticas de uma cardiomiopatia restritiva, sendo o achado não invasivo mais comum a disfunção diastólica (Anne-Marie L. 1983).

A diabetes mellitus tipo 2 aumenta substancialmente o risco de desenvolvimento e morte de doentes com IC ao longo da vida. Embora isto pareça ser explicado em parte pela bem conhecida associação da diabetes com hipertensão, dislipidemia e aterosclerose coronária, foram recentemente sugeridos mecanismos fisiopatológicos adicionais que ligam a diabetes tipo 2 e a insuficiência cardíaca (figuras 11, 13 e 14). King H et al. 1998 postularam que o mecanismo fisiopatológico poderia incluir os efeitos potencialmente adversos da hiperglicemia na função endotelial e no estado redox, os efeitos do excesso de glicose circulante e de ácidos gordos na ultra-estrutura dos cardiomiócitos, na sinalização

intracelular e na expressão genética, e a possibilidade de a diabetes poder prejudicar o recrutamento do sistema de transporte de glicose responsivo à insulina do miocárdio em resposta à isquemia.
Stanley WC et al. 1997 postularam que as alterações induzidas pela diabetes no meio plasmático e no fenótipo cardíaco causam uma diminuição da glicólise, da oxidação do piruvato e da captação de lactato, bem como uma maior dependência dos ácidos gordos como fonte de acetil CoA.
Kannel WB. e McGee DL. 1979 propuseram que, uma vez que muitos destes mecanismos fisiopatológicos putativos deveriam responder à normalização do meio metabólico diabético, as estratégias concebidas para controlar mais cuidadosamente os níveis circulantes de glucose e ácidos gordos poderiam possivelmente atrasar ou prevenir o desenvolvimento de insuficiência cardíaca.
A diabetes mellitus tipo 2 (DMT2) afecta mais de 100 milhões de pessoas em todo o mundo e a sua prevalência está a aumentar tanto nos países desenvolvidos como nos países em desenvolvimento. Uma vez que a diabetes tipo 2 é uma consequência tardia previsível do comportamento sedentário, da obesidade e da ingestão excessiva de calorias - caraterísticas comuns da vida moderna - esta tendência parece provável que se mantenha. A associação entre a DMT2 e a mortalidade cardiovascular é evidente há mais de um século e é apoiada por estudos longitudinais.

Capítulo 3

Acções da insulina no coração dos mamíferos

coração

b. O contexto das acções da insulina em geral no coração
   i. Acções da insulina e exigências mecânicas do coração
   ii. Acções da insulina e iões de cálcio
   iii. Acções da insulina e sistemas de controlo intercelular adicionais
   iv. Acções da insulina e sistemas de controlo intracelular
c. O contexto das acções indirectas da insulina no coração
   i. O papel da insulina no fornecimento de substratos metabólicos ao coração
   ii. O papel da insulina na regulação do sistema de perfusão do miocárdio
d. O contexto das acções diretas da insulina no coração
   i. Transporte de glicose
   ii. Metabolismo do glicogénio
   iii. Oxidação do piruvato
   iv. Glicólise
   v. Metabolismo dos ácidos gordos

O contexto das acções da insulina em geral no coração

A insulina é uma hormona (proteína) circulante segregada pelas células beta do pâncreas. O nível de insulina aumenta no estado de alimentação, aumentando o número de transportes de glucose sem envolver qualquer ATP (figura 11). A insulina também desempenha 3 papéis principais: I) na "regulação do metabolismo da glicose", II) promovendo geralmente a utilização celular e a absorção de glicose, e também III) um importante regulador do metabolismo das proteínas e dos lípidos. (Brownsey e Brunt 1977) A insulina liga-se a receptores de insulina específicos "proteínas quinases específicas da tirosina", constituídos por uma subunidade alfa externa e uma subunidade beta interna (Devlin TM. 1998).

As acções de qualquer sinal externo individual devem ser vistas no contexto de um conjunto complexo de sinais a que as células estão expostas in vivo. São introduzidas três questões (sem dúvida que muitas outras mereceriam ser comentadas) para ilustrar a importância de considerar a base sobre a qual devemos tentar avaliar as acções da insulina no coração:

1. A função de bombagem constante do coração
2. O papel dos iões de cálcio intracelulares na regulação da função cardíaca
3. A complexa interação dos principais sistemas de comunicação célula-célula em que o coração desempenha um papel central

O contexto das acções indirectas da insulina indirectas no coração e durante a insuficiência cardíaca

Acções da insulina e exigências mecânicas do coração

Quando a insulina ocupa as subunidades externas, ocorre uma rápida auto-fosforilação da subunidade beta. Esta autofosforilação amplifica muito os efeitos da insulina e, por sua vez, ativa as cinases peptídicas, como as da tirosina ou da serina, para aumentar a atividade de muitas enzimas cruciais, incluindo a glicogénio sintase (GS) e a piruvato desidrogenase (PDH) (complexo) (PDC), alterando o seu estado de fosforilação (figura 12). Além disso, através de um mecanismo totalmente diferente e mal compreendido, os transportadores de glicose (GLUT1-4) são activados, de modo que a insulina atinge as suas múltiplas acções através de diversos mecanismos, como a fosforilação múltipla (Devlin,1998).

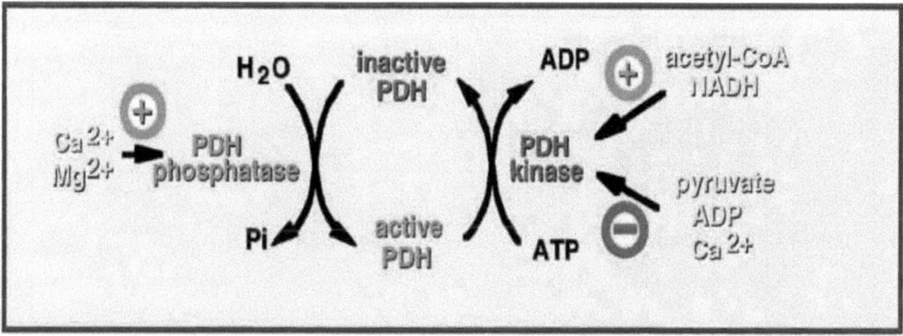

Figura 12. Efeitos da PDH cinase e fosfatase (adaptado de Depre et al. 1999)

Acções da insulina e exigências mecânicas do coração

O facto de as solicitações mecânicas do coração terem de prosseguir ininterruptamente dita um nível "basal elevado" perpétuo de atividade contrátil e, por conseguinte, de metabolismo energético. No coração humano, o débito cardíaco basal é geralmente da ordem dos 5-6 litros por minuto e pode aumentar 4-5 vezes durante o exercício (Opie LH. 1991). A função exigida ao coração é reflectida por uma vascularização extremamente densa do miocárdio, o que coloca um conjunto intrigante de desafios à compreensão da regulação do metabolismo e de outras funções celulares.

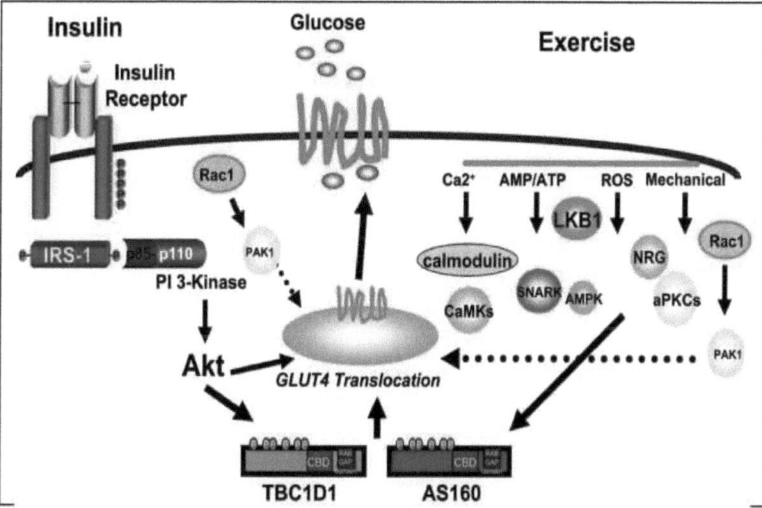

Figura 13. Efeitos da insulina na fosforilação de proteínas

A resistência à insulina é definida como uma capacidade diminuída das células para responder à ação da insulina no transporte da glicose da corrente sanguínea para o músculo (Reaven GM 1988).

Os mecanismos subjacentes são, no entanto, intrincados (figura 14), porque tanto a via de sinalização da insulina como as vias do metabolismo intermediário são complexas, intrincadas e rigorosamente controladas. O surgimento contínuo de novas hipóteses sobre os mecanismos exactos da resistência à insulina sublinha a compreensão ainda limitada desta doença metabólica (figuras 11, 13 e 14). A resistência à insulina protege o coração da sobrecarga de combustível em estados metabólicos desregulados.

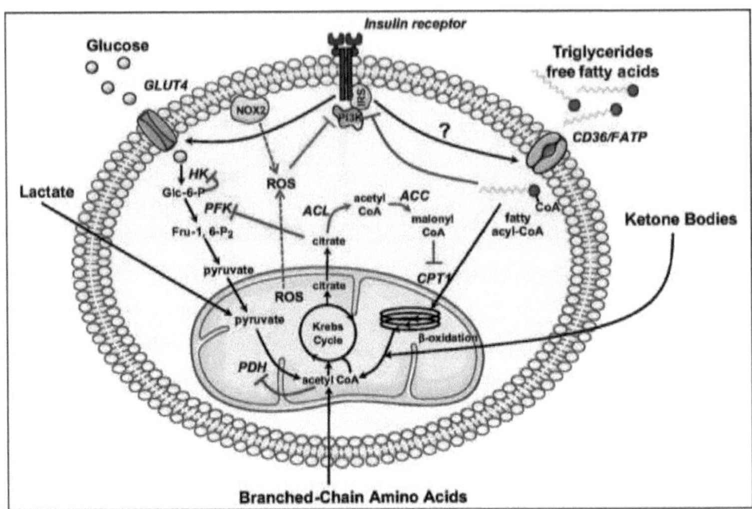

Figura 14. Regulação metabólica no coração resistente à insulina. No coração normal, o controlo da oferta e procura de substratos ocorre principalmente ao nível da membrana plasmática e das mitocôndrias.

Ao contrário dos estudos da função do músculo esquelético no início de uma contração vigorosa, os estudos comparáveis do miocárdio devem examinar os efeitos dos moduladores num contexto especialmente dinâmico - o que implica que devemos ser cautelosos na interpretação dos resultados dos estudos com "coração isolado" e células do miocárdio que realizam pouco ou nenhum trabalho externo. Por exemplo, a infusão de adenosina na ausência de insulina (infusão SRIF) aumentou o fluxo sanguíneo coronário mas não alterou a captação de glucose pelo miocárdio (Williams, 1991).

Acções da insulina e iões de cálcio

No coração humano, a libertação e o sequestro de cálcio devem ocorrer a uma taxa de 40-80 ciclos/min em condições de repouso e tão rapidamente como 18-220 ciclos/min em stress de exercício não patológico.

As potenciais acções da insulina sobre o metabolismo ou a função cardíaca devem, por conseguinte, ser exercidas contra um "fundo de cálcio" que é distinto do de outros tecidos-alvo da insulina. Muitas das acções da insulina no fígado e no tecido adiposo são conseguidas com alterações mínimas nas concentrações de Ca2+ citoplasmático livre (ver fig. 6) e, na verdade, podem ser antagonizadas por hormonas que actuam claramente através de um aumento dos níveis de cálcio citoplasmático (Denton et al.1986; Rasmussen, 1986).

Um desafio significativo é, portanto, compreender as caraterísticas da ação da insulina no coração que permitem a interface com sinais potencialmente antagónicos ou em interação (Brownsey,1977), por exemplo, se o cálcio está suficientemente localizado para evitar acções inadequadas ou se os mecanismos reguladores são substancialmente diferentes no coração. Em diferentes estudos de intervenção, foi demonstrado que a insulina atenua a contração vascular induzida por pressores e a mobilização de cálcio mediada por agonistas em células de cultura de músculo liso de rato, mas o mecanismo desta ação vasodilatadora e desta mobilização é desconhecido (Fumio Saito,1993).

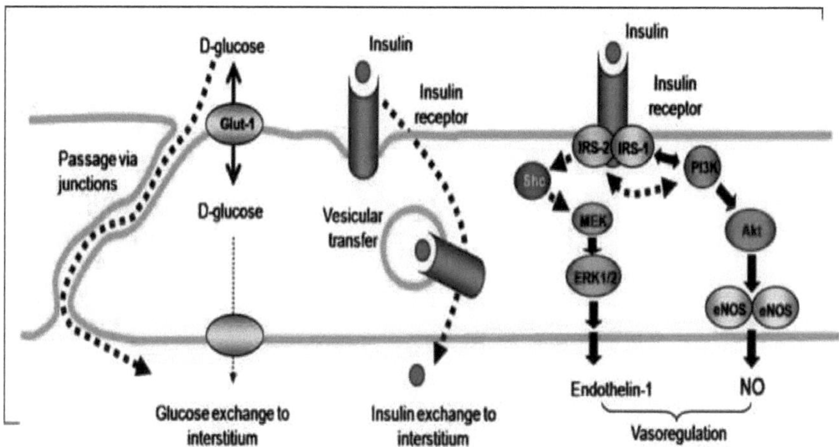

Figura 15. Sistema modelo de acções da insulina e vasoregulação

Além disso, a insulina não afectou o influxo de cálcio. A densidade e a afinidade dos receptores de angiotensina II foram afectadas pela incubação de 24 horas com insulina. Para esclarecer melhor os mecanismos destas observações, incubou-se a produção de 1,4,5-trifosfato (I) induzida pela angiotensina II e mediu-se o cálcio libertável por I. O tratamento com insulina não alterou a produção de I estimulada pela angiotensina II (Fumio Saito, 1993). No entanto, a libertação de cálcio estimulada por I em células permeabilizadas por digitonina foi significativamente reduzida após incubações de 5 minutos com 100 mU/ml de insulina.

Atualmente, o objetivo do tratamento dos doentes com diabetes passou da mera redução das concentrações de glicose para a prevenção do declínio natural da função das células P e para o retardamento da progressão da doença (figura 15). A disfunção das células P pancreáticas e a diminuição da massa de células P são cruciais para o desenvolvimento da diabetes. Os defeitos das células P são a principal patogénese em doentes com diabetes tipo 1 e estão associados à diabetes tipo 2 à medida que a doença progride. Estudos recentes sugerem que as células P pancreáticas humanas têm uma capacidade de proliferação crescente de acordo com o aumento da procura de insulina (figura 16). Nos seres humanos, a massa das células P aumentou em doentes com estados de resistência à insulina, como a obesidade ou a gravidez.

A tapsigarina induziu uma boa libertação de reservas de cálcio, que também foi bloqueada pela insulina. Por outras palavras, a insulina atenua a [Ca2+]i estimulada pela angiotensina II, que foi imitada pela pré-incubação de VSMC com nitroprussiato de sódio ou 8-bromo-cGMP. Como as elevações do GMPc no tecido vascular diminuem a [Ca2+]i, é possível que a insulina afecte a libertação de cálcio por um mecanismo dependente do GMPc que contribuiria para os seus efeitos vasodilatadores (Fumio Saito,1993; Salto et al.1993).

Manna e Jain et al. propuseram que o fosfatidilinositol-3,4,5-trifosfato (PtdIns(3,4,5)P3) é um dos fosfoinositídeos mais importantes e é capaz de ativar uma vasta gama de proteínas através da sua interação com os seus domínios de ligação específicos. A localização e a ativação destas proteínas efectoras regulam uma série de funções celulares, incluindo a sobrevivência celular, a proliferação, a reorganização do citoesqueleto, o tráfico de vesículas intracelulares e o metabolismo celular (figura 15).

Os fosfoinositídeos têm sido investigados como um importante segundo mensageiro dependente de agonistas na regulação de diversos eventos fisiológicos, dependendo do estado de fosforilação do seu grupo inositol. A desregulação da formação e do metabolismo dos fosfoinositídeos está associada a várias perturbações fisiopatológicas, como a inflamação, a alergia, as doenças cardiovasculares, o cancro e as doenças metabólicas (Manna e Jain 2015).

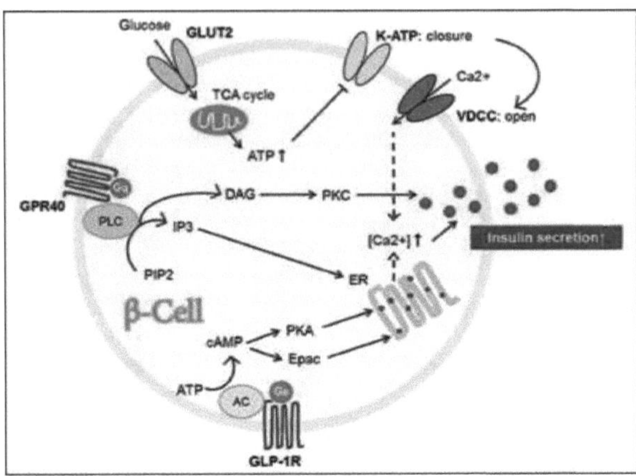

Figura 16. Regulação da célula p pancreática pelo recetor acoplado à proteína G 40 (Adaptado de Jung KY et al. 2014).

Acções <u>indirectas</u> da insulina e sistemas de controlo intercelular adicionais

As acções da insulina no coração devem ser exercidas no âmbito de uma rede complexa de sistemas de sinalização locais, neurais e endócrinos. Os sinais locais e neurais no coração incluem os iniciados no nódulo sinoatrial e também pela libertação de neurotransmissores adrenérgicos simpáticos e muscarínicos (Jacobowitz,1967;Cooper,1967). Por sua vez, as células do miocárdio podem responder com a produção de adenosina e outros moduladores de feedback intrínsecos (Sparks,1986; Finegan,1992). O coração é também um elemento endócrino fundamental na regulação da pressão e do volume sanguíneos, interagindo com os rins e o músculo liso vascular através de comunicações que incluem as acções dos péptidos natriuréticos arteriais cardíacos, do sistema renina-angiotensina e da aldosterona, entre outros (Drewett,1994; Kishimoto,1996).

Por fim, à semelhança de outros tecidos e órgãos, o coração é sensível ao estado nutricional do indivíduo e aos mecanismos reguladores associados para a homeostase do combustível em todo o corpo e para o controlo local do metabolismo energético. Na presença de insulina, a adenosina aumentou o valor máximo de captação de glucose sem alterar a sensibilidade à insulina. Estes resultados indicam que a adenosina aumenta a reatividade do miocárdio à insulina, no que diz respeito à captação de glicose, independentemente de alterações no fluxo sanguíneo. Uma vez que a glicose é inadequada para a oxigenação do miocárdio, estes dados têm sérias implicações em condições como a isquemia do miocárdio ou a hipoxia, em que a viabilidade do substrato glicolítico é vital (Williams,1991).

Acções <u>indirectas</u> da insulina e sistemas de controlo intracelular

Duas questões são enfatizadas nas próximas secções: (i) os efeitos da insulina no fornecimento de substratos para o metabolismo energético cardíaco e (ii) o impacto da insulina na perfusão miocárdica. A insulina desempenha um papel importante na regulação do equilíbrio dos combustíveis metabólicos recebidos pelo miocárdio, particularmente através das suas acções no tecido adiposo, no músculo esquelético e no fígado (ver Figura 5 e 18). Os efeitos da insulina no metabolismo proteico, no músculo esquelético e no fígado, podem ser especialmente significativos na regulação da disponibilidade de substratos para o coração. A capacidade da insulina de suprimir a degradação das proteínas e de promover a síntese proteica afecta profundamente a economia global de hidratos de carbono e de azoto (56, 57). Assim, nos períodos de deficiência de insulina, o aumento do fornecimento de aminoácidos provenientes do catabolismo proteico líquido fornece precursores para a gluconeogénese e cetogénese hepáticas e contribui para o equilíbrio dos substratos fornecidos ao miocárdio (Brownsey,1977).

Também é fundamental a medida em que a insulina inibe a hidrólise dos triglicéridos do tecido adiposo, ou seja, a regulação das acções das hormonas lipolíticas, uma vez que esta ação determina os níveis de ácidos gordos de cadeia longa libertados para entrarem num complexo com a albumina sérica circulante. A perda de regulação da lipólise do tecido adiposo é mais exagerada na diabetes insulino-dependente mal controlada ou na caquexia, mas é também evidente no metabolismo pós-absortivo no ciclo normal de 24 horas (Williams,1991, Kimball et al.1994).

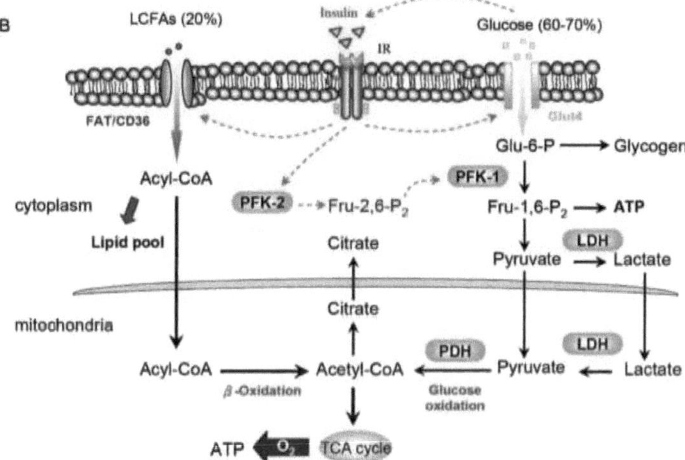

Figura 18. Efeitos da insulina no metabolismo cardíaco

A maior disponibilidade de ácidos gordos leva a uma maior oxidação à custa da oxidação do piruvato nos miócitos cardíacos e noutras células com capacidade oxidativa suficiente. O ciclo da glicose-ácidos gordos (Randel et al.1963, Dashti et al.1987) fornece, por conseguinte, um mecanismo crítico para conservar a glicose nas células com "menor flexibilidade metabólica" (neurónios e células sanguíneas, por exemplo). O aumento dos ácidos gordos livres circulantes em condições de deficiência de insulina tem efeitos importantes no fígado, o que também contribui para alterações no fornecimento de substratos ao coração. Em particular, é importante a estimulação da síntese e da exportação de lipoproteínas complexas através do fornecimento elevado de ácidos gordos livres ao fígado (Dashti et al.1987, Lewis et al.1995).

Durante a fome, as lipoproteínas-triglicéridos circulantes são predominantemente acedidas pelos músculos esqueléticos e cardíacos, porque a atividade da lipase lipoproteica é mantida nestes tecidos, mas diminui no tecido adiposo (Bjorensztajn et al.1970, Sato et al.1995). No entanto, na diabetes, a lipoproteína lipase funcional diminui no músculo esquelético e no coração, bem como no tecido adiposo. Assim, contribui significativamente para a hiperlipoproteinemia diabética (Sato et al.1995).

Num período de inanição prolongado, e mais acentuadamente numa diabetes insulino-dependente não controlada ou numa infeção, a oxidação exagerada dos ácidos gordos leva a um aumento das cetonas circulantes (Cahill,1971; Sato et al.1995; Lebovitz,1995).

As cetonas são amplamente libertadas pelo fígado em resultado da necessidade de conservar os níveis de coenzima A livre (-CoA) através da condensação de unidades acetil e contribuem para a exclusão da oxidação dos hidratos de carbono pelo miocárdio. É notável que a mortalidade por cetoacidose nos países desenvolvidos ainda se situe entre 2-5% e 6-24% nos países em desenvolvimento. Mais de metade dos casos de cetoacidose são devidos a infecções e a diabetes recentemente diagnosticada (Lebovitz, 1995).

Papel da insulina no fornecimento de substratos metabólicos ao coração

Os efeitos agudos e crónicos da insulina podem ser significativos na contribuição para a adequação da perfusão da circulação coronária (figura 19). Há cada vez mais provas de que, num curto espaço de tempo, a insulina pode estimular o fluxo sanguíneo "através do músculo esquelético" (Baron et al.1994), aumentando a formação de óxido nítrico no endotélio vascular (Reaven GM. 1995) e, por conseguinte, induzindo o "relaxamento" do músculo liso vascular associado. Será importante determinar se efeitos semelhantes são induzidos diretamente nos músculos lisos vasculares do miocárdio, mas os sistemas de resposta estão certamente presentes e parece haver funções complexas para o óxido nítrico no miocárdio (Kelly et al.1996) (ver também a figura 15).

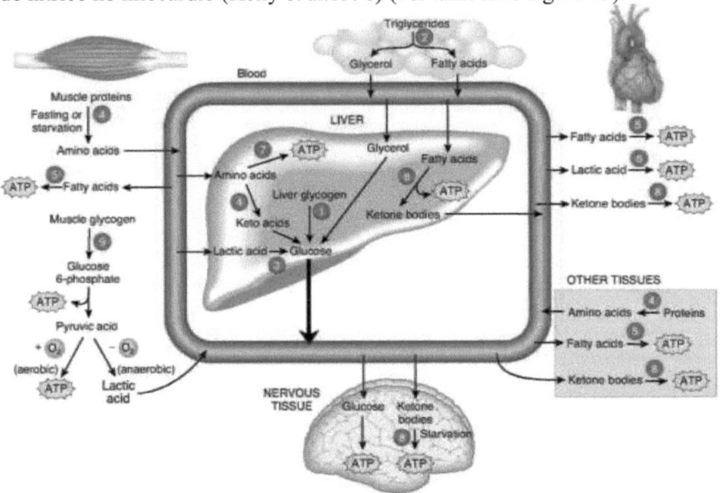

Figura 19. Sistema nervoso central e efeitos do metabolismo durante a inanição no coração

Acções indirectas da insulina na regulação do sistema de perfusão do miocárdio

Tendo em conta a dependência do miocárdio do metabolismo oxidativo, uma restrição significativa do fluxo sanguíneo miocárdico tem consequências graves para a função e mesmo para a sobrevivência dos miócitos cardíacos.

Em termos mais gerais, a insulina pode contribuir para o controlo tónico do músculo liso vascular e da pressão sanguínea periférica e, por conseguinte, da carga contra a qual o coração tem de bombear. É certo que a resistência à insulina está frequentemente associada à hipertensão (Reaven, 1988; Reaven, 1995) e os agentes destinados a corrigir a resistência à insulina podem corrigir os defeitos da pressão arterial (Ogihara et al.1995; Buchanan et al.1995).

Para além dos efeitos diretos no tónus vascular, os defeitos na secreção ou nas acções da insulina podem contribuir significativamente para a patogénese das doenças macrovasculares (ateroscleróticas) e microvasculares (Reaven GM. 1988; Reaven GM. 1995).

O declínio da função vascular progride ao longo de muitos anos, desde alterações modestas na capacidade de resposta e na permeabilidade até à perda de elasticidade e à oclusão total: as consequências deste processo incluem uma perfusão e uma função cardíacas comprometidas e, por fim, a necrose de tecidos significativamente "privados de fluxo sanguíneo".

Uma discussão pormenorizada ultrapassa o âmbito do presente documento, mas basta dizer que existem provas concludentes que sugerem que a "perda de sensibilidade à insulina" pode desempenhar um papel fundamental no desenvolvimento de anomalias, que são factores de risco importantes para a aterosclerose - nomeadamente hiperinsulinemia, hipertrigliceridemia, VLDL elevado, HDL reduzido (e níveis de colesterol associados), tolerância à glicose diminuída ou hiperglicemia franca e hipertensão (Reaven GM.1988; Reaven GM.1995; Ogihara et al.1995; Buchanan et al.1995).

Acções diretas da insulina no coração e durante a insuficiência cardíaca

O contexto das acções diretas da insulina no transporte da glicose no coração

Esta secção centrar-se-á no papel direto da insulina na regulação do metabolismo energético do miocárdio e, especialmente, nos efeitos rápidos da insulina nas actividades específicas de enzimas e transportes chave (ver figura 5).

Os efeitos da insulina podem ser divididos em dois processos: rápidos e retardados. O aumento rápido da concentração e da produção de insulina após uma refeição leva a uma rápida absorção de glicose e ao início do metabolismo do glicogénio (figura 20). Os efeitos retardados da insulina na expressão proteica e na (re)síntese de proteínas específicas dependem das diferentes subunidades intercelulares e da disponibilidade de determinados organelos subcelulares. Além disso, é muito importante ter em conta os factores relacionados com o ADN e o núcleo que afectam toda a maquinaria de re-síntese de proteínas. Outro efeito retardado da insulina foi observado na expressão de proteínas durante a inanição ou em condições diabéticas; especialmente quando são reveladas alterações importantes durante a inanição e fontes de energia limitadas. Naturalmente, os efeitos da fome ou das condições diabéticas são "confundidos" por alterações nas concentrações de hormonas. Além disso, a disponibilidade de insulina "funcional" a nível local, bem como a hiperglicemia, devem ser consideradas factos significativos que podem afetar diretamente o metabolismo do coração inteiro.

O metabolismo energético do coração é "dominado" pela oxidação e degradação dos ácidos gordos, que é responsável por mais de 80% da produção de ATP na maioria das condições fisiológicas (figura 19). No entanto, devido à sua capacidade aeróbica, o coração também é capaz de utilizar até mesmo os lactatos produzidos (Opie LH. 1971; Neely et al. 1976; Lopaschuk et al. 1994). É importante notar que, embora a glicose não seja um combustível dominante no coração humano, o seu consumo é substancial quando comparado com o de outros tipos de células e pode ascender a 25-50 g de glicose consumida num período de 24 horas por indivíduo.

A nossa compreensão dos mecanismos para a preeminência dos ácidos gordos como combustível energético para o miocárdio foi iniciada com a observação seminal de que a oxidação da glicose pelo coração perfundido era marcadamente prejudicada pela adição de ácidos gordos ou cetonas ao meio de perfusão (Shipp et al.1961; Williamson, 1961). Estes e outros estudos subsequentes levaram ao desenvolvimento do conceito de "ciclo glicose-ácidos gordos" (Randle,1963; Dashti et al. 1987), que foi validado em numerosos estudos, incluindo estudos in vivo (Lassers et al.1971; McAllister et al. 1973; Nuutila et al. 1992).

Nas próximas secções são destacadas diferentes etapas selecionadas do metabolismo cardíaco, que são sensíveis à insulina, nomeadamente o transporte de glicose, e quais as enzimas-chave envolvidas no metabolismo do glicogénio, na glicólise, na oxidação do piruvato e na beta-oxidação dos ácidos gordos (ver figura 21).

A glicose (no coração humano) não é normalmente o principal combustível do miocárdio, mas pode passar a sê-lo após uma refeição rica em hidratos de carbono. A insulina é uma hormona endógena, que tem a capacidade de aumentar a capacidade de fosforilação da glicose nos cardiomiócitos. (Opie LH. 1992; Jeevendra Martyn el al. 2008)

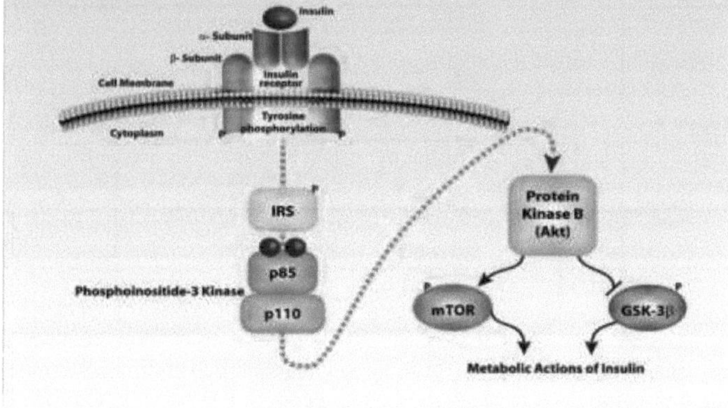

Figura 20. Transdução de sinal através do recetor de insulina e das suas proteínas de sinalização a jusante (Adaptado de Jeevendera Martyn et al. 2008).

No estado de alimentação, os níveis de insulina aumentam (Stalk,1995; Watanabe, 1984), o que desempenha um papel importante na regulação, reciclagem e aumento do número de transportadores de glicose e da atividade do cálcio "sem" envolver ATP. No entanto, outros factores devem também ser considerados e estar disponíveis (Stalk,1995). Os primeiros estudos estabeleceram que a insulina estimulava a absorção de glucose pelo "coração perfundido de rato" (Neely et al.1974; Manchester et al. 1994).

Em muitos dos estudos anteriores a 1990, o coração "não funcional" foi perfundido pelo método de Langendorff em ex-vivo, com glucose como único substrato. O aumento acentuado das concentrações intracelulares de glicose após a estimulação com insulina (de níveis basais de <1 mM para 12 mM) sugeriu que o metabolismo da glicose era "limitado" pelo transporte de glicose na ausência de insulina pancreática e que a hexoquinase ou outras enzimas metabólicas "a jusante" contribuíam de forma importante para um "controlo do fluxo" após a estimulação com insulina. Este conceito foi confirmado nos diferentes estudos de células individuais do miocárdio (Manchester et al.1994), embora os resultados de outros estudos indiquem que a distribuição da força de controlo é mais complexa (Kashiwaya et al.1994).

A estimulação direta do transporte de glicose pela insulina é explicada, em grande parte, pelo movimento ou translocação de moléculas transportadoras de glicose (GLUT) das membranas intracelulares para a membrana plasmática; nos adipócitos, os efeitos da insulina são explicados, em grande parte, pelo movimento das isoformas específicas GLUT-4 (Barnard et al.1992; Gould et al. 1993; Mueckler et al. 1994). Estudos sobre o transporte de GLUTs especificamente marcados foram utilizados para discriminar a exocitose da endocitose; estes estudos sugeriram que a insulina estimula de forma acentuada o primeiro ramo do ciclo, inibindo modestamente o segundo, e que as moléculas de GLUT passam mais provavelmente através de um sistema complexo de compartimentos intracelulares (Satoh etal.1993; Holman etal.1994).

A translocação de GLUTs foi demonstrada em corações perfundidos (Watanabe et al.1984), em miócitos cardíacos isolados (Slot et al. 1991) e no coração in vivo (Slot et al. 1991; Russell et al. 1996). A arquitetura distinta das células musculares pode exigir uma consideração especial na interpretação do modelo básico desenvolvido a partir de estudos de adipócitos (figura 21). Nas células musculares, a reserva intracelular de GLUTs aparece em estruturas túbulo-vesiculares associadas à rede trans-Golgi (Slot et al. 1991; Rodnick et al.1992).

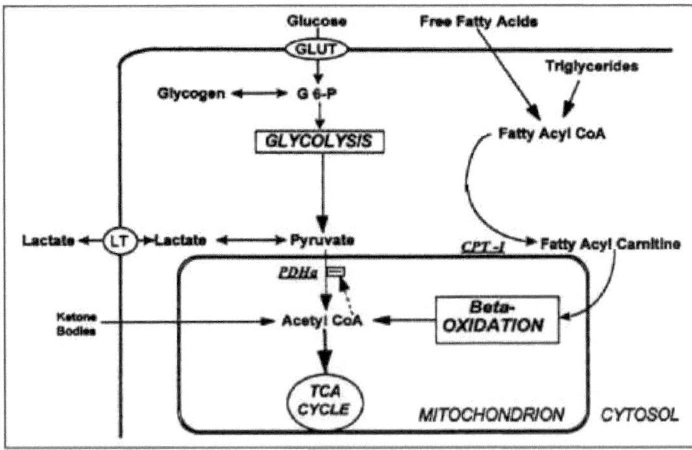

Figura 21 Representação esquemática das vias do metabolismo de substratos no miocárdio. GLUT, GLUT 1 e GLUT 4 = isoformas do transportador de glucose; LT = transportador de lactato; G 6-P = glucose 6-fosfato; CPT-I = carnitina palmitoiltransferase I; PDHa = piruvato desidrogenase desfosforilada ativa; ciclo TCA = ciclo do ácido tricarboxílico de Krebs.

Além disso, o sistema de túbulos T das células musculares pode contribuir de forma importante como destino para a deslocação dos GLUTs estimulada pela insulina (Burdett et al. 1987; Dohm et al. 1993).

Estudos de outros sistemas para o tráfico intracelular de proteínas implicam um papel importante para as GTPases da família Rab e outras proteínas nos sistemas de acoplamento, fusão e brotamento da membrana (Rothman et al. 1994; Sudhof et al.1995).
De facto, foram demonstradas proteínas relacionadas com os VAMPs das vesículas sinápticas (Cain et al. 1992), bem como GTPases da família Rab (Uphues et al. 1994) em fracções de membrana de adipócitos que contêm GLUT-4, enquanto as GTPases b21-Ras foram implicadas na estimulação do GLUT-4 pela insulina em miócitos cardíacos (Manchester et al.1994).
Em comparação com outros tecidos sensíveis à insulina, o músculo cardíaco exprime as isoformas GLUT-4 sensíveis à insulina, entre os níveis mais elevados detectados até à data (James et al. 1989).
O rácio GLUT-1/GLUT-4 no músculo cardíaco (aproximadamente 1:3), significa que a expressão da isoforma GLUT-1 é também substancial no coração.
A ativação do transporte de glicose no miocárdio pela insulina envolve a translocação das isoformas GLUT-1 e GLUT-4 (Uphues et al. 1994; Russel et al.1996). Os níveis elevados de GLUT-1 no coração contribuem provavelmente para as elevadas taxas de transporte de glucose na ausência de insulina e para a resposta relativamente pequena à insulina (3-4 vezes) em comparação com o músculo esquelético ou o tecido adiposo (10 a 40 vezes).
Uma limitação importante, tendo em conta a capacidade dos ácidos gordos para a utilização da glicose no miocárdio pelo coração e pelo músculo esquelético (Lopaschuk et al. 1994; Shipp et al.1961), é que as taxas basais de utilização da glicose no miocárdio podem ser artificialmente inflacionadas pela ausência de substratos lipídicos *in vitro* (Satoh et al. 1993). Foi relatada uma regulação distinta do transporte de glicose no coração em comparação com o músculo esquelético em estudos de diabéticos humanos do tipo 1 (dependentes de insulina) analisados por interrupção de [^{18}F] desoxiglicose, utilizando tomografia por emissão de positrões. Nestes estudos, a captação de glicose no músculo esquelético era resistente à insulina durante a clamp euglicémica e hiperinsulinémica, mas a captação no músculo cardíaco parecia normal (Nuutiln et al.1993).
Após a deficiência de inulina na doença humana, o papel da resistência à insulina mostra que "a capacidade" da célula miocárdica para compensar a resistência à captação de glucose estimulada pela insulina desempenha um papel crucial na determinação do grau em que a homeostase da glucose pode ser mantida. No entanto, a hiperinsulinemia ocorre sempre após uma elevada resistência à insulina com: hiperglicemia grave, combinação de NIDDM e tolerância à glucose diminuída (IGT), aumento dos níveis de catecolaminas, deficiências na função das células miocárdicas. No entanto, se a concentração de insulina diminuir fortemente, não só o nível de glicose plasmática se mantém elevado e estável, como também nenhum outro fator conhecido é capaz de diminuir este nível elevado, seja qual for a razão (Reaven GM.1988); exceto o exercício físico (Reaven GM. 1995).
Efeitos da insulina no metabolismo do glicogénio
Há muito que se sabe que a concentração de glicogénio no coração aumenta na diabetes insulino-dependente, enquanto que as reservas correspondentes no fígado e no músculo esquelético se esgotam acentuadamente (Kraegen et al.1993).
As taxas de acumulação de glicogénio no coração podem ser aumentadas mesmo "sem" aumentos na captação de glicose, desde que esteja disponível um combustível alternativo para permitir a reorientação da glicose da glicólise para a glicogénio sintase (Laughlin et al.1994). Este mecanismo é importante para permitir a conservação e a reposição de glicogénio no coração durante e após o exercício, quando a libertação de lactato dos músculos esqueléticos é suscetível de aumentar (Judd et al.1972).
Apesar da manutenção de níveis estáveis de glicogénio no coração diabético, a reserva de glicogénio do miocárdio transborda rapidamente, mesmo quando a beta-oxidação parece satisfazer a maior parte das necessidades energéticas de todo o coração (Henning et al.1996; Goodwin GW et al.1995; Goodwin G et al.1996). Além disso, o glicogénio do miocárdio é preferencialmente oxidado em comparação com a glicose exógena e, por conseguinte, produz proporcionalmente mais ATP por mole de glicose metabolizada (Henning,1996; Goodwin GW. 1995; Goodwin G et al.1996). O papel da insulina na regulação da renovação do glicogénio e na oxidação preferencial do glicogénio-glicose continua por investigar.

O metabolismo do glicogénio cardíaco é ainda mais complicado devido a um acentuado gradiente transmural da concentração de glicogénio e do metabolismo da glicose - as concentrações de glicogénio e as taxas de captação de glicose são mais elevadas nas camadas mais internas do músculo (Lundsgaard-Hansen; Meyer et al.1967; De Tata et al. 1983; Krebs,1993). A destruição diferenciada do glicogénio pode sugerir uma função crítica em domínios do músculo que podem ser forçados a depender menos da beta-oxidação e indica que as acções da insulina e de outras hormonas podem ser expressas de forma diferenciada através do miocárdio.

Os principais mecanismos de regulação das enzimas-chave do metabolismo do glicogénio parecem ser semelhantes no coração e no músculo esquelético (Cohen et al. 1993; Krebs, 1993). As isozimas da glicogénio fosforilase cardíaca diferem em algumas propriedades da forma do músculo esquelético, mas continuam a ser activadas tanto por fosforilação (fosforilação cinase) como por ligandos alostéricos - particularmente por 5'-AMP (Davis et al. 1967). A -fosforilase cinase cardíaca contém uma isoforma distinta da subunidade alfa mas, tal como a sua homóloga do músculo esquelético, é fosforilada e activada pela proteína cinase dependente de AMP cíclico e pela ligação do cálcio (figura 13) à subunidade delta intrínseca/ calmodulina (Cooper et al.1980).

O sistema da proteína quinase activada por AMP (AMPK) actua como um sensor do estado energético celular que é conservado em todas as células eucarióticas (Towler e Hardie 2007). É ativado por aumentos na relação AMP:ATP celular causados por stresses metabólicos que interferem com a produção de ATP (por exemplo, privação de glicose ou oxigénio) ou que aceleram o consumo de ATP (por exemplo, contração muscular). A ativação em resposta a aumentos de AMP envolve a fosforilação por uma quinase a montante, o supressor de tumores LKB1 (figura 13). A insulina induz a rápida desfosforilação e ativação da glicogénio sintase em corações perfundidos, promovendo a formação de "GS-I", a forma da enzima que exibe atividade completa independentemente da glucose-6-fosfato. Os resultados dos estudos com corações perfundidos isolados são apoiados por estudos de RMN in vivo (Laughlin et al.1992). É importante notar que os tratamentos com insulina não parecem induzir alterações nas concentrações de AMP cíclico, no estado de ativação da PKA ou na proporção de glicogénio fosforilase na forma ativa em corações perfundidos (Miller TB.1978; Miller TB. 1983; Nuttall et al.1976), mesmo quando os corações são perfundidos na presença de ácidos gordos (Miller TB.1978).

Porque é que as reservas de glicogénio do coração aumentam durante a diabetes, apesar de se esperar que as condições humorais prevalecentes induzam a depleção de glicogénio, como acontece no músculo esquelético e no fígado? O glicogénio acumula-se no coração diabético, apesar de a expressão da glicogénio sintase não estar elevada nos corações de ratos diabéticos com STZ (Lughlin,1990) ou em diabéticos humanos do tipo II (Thorburn et al.1991). Além disso, o nível de GS-I é notavelmente suprimido (Chain et al.1969) e a capacidade da insulina para induzir a ativação é severamente diminuída (Miller TB.1978; Lughlin et al.1990; Thorburn et al.1991).

O defeito de ativação da glicogénio sintase está associado a uma diminuição dos níveis e da ativação da glicogénio sintase fosfatase mediada pela insulina na diabetes experimental e humana (Nuttal,1976); esta observação sublinha ainda mais a importância da ativação das proteínas serina/treonina fosfatases na ação da insulina (Brownsey e Brunt 1977). A acumulação de glicogénio quando a ativação da glicogénio sintase está diminuída indica que o fluxo através da glicogénio fosforilase também deve estar diminuído, apesar de a glicogénio fosforilase estar expressa a níveis quase normais no coração diabético (Miller Tb.1978; Miller TB1983; Nuttall et al.1976) e ser hipersensível à estimulação mediada por catecolaminas (Miller TB. 1983; Buczek-Thomas et al.1995). Em conjunto, estas observações apoiam uma sugestão anterior de que os efeitos da fosforilação das enzimas metabolizadoras do glicogénio são provavelmente ultrapassados pela disponibilidade de regulação alostérica no coração, pelo menos em algumas condições (Neely et al. 1974).

Christopher et al. 2010 demonstraram que a análise Western blot da expressão da proteína de sinalização da insulina era indicativa de resistência cardíaca à insulina em animais HF + SAT. Especificamente, as alterações na expressão das proteínas Akt e glicogénio sintase quinase-3p em animais com HF + SAT (dieta rica em gordura) em comparação com animais com HF + NC (alimentação normal) podem estar envolvidas na mediação da resistência à insulina no miocárdio. Nas suas conclusões, os autores sugerem que os animais com insuficiência cardíaca alimentados com uma dieta rica em gorduras saturadas apresentam uma função contrátil do miocárdio preservada, resistência periférica e miocárdica à insulina, taxas de utilização de glicose diminuídas no miocárdio e alterações na sinalização cardíaca da insulina. Estes resultados sugerem que a resistência à insulina do miocárdio pode ter uma função cardioprotectora com uma alimentação rica em gordura na IC ligeira a moderada (Christopher et al. 2010).

Insulina e oxidação do piruvato

O complexo piruvato desidrogenase (PDC) é um dos principais alvos da ação da insulina (Browney RW. et al.1977; Opie LH. 1992). Os efeitos da insulina surgem através do controlo da entrega de substratos ao miocárdio e também por efeitos diretos da ação da insulina na atividade específica do PDC. A regulação da PDC envolve interações entre a fosforilação covalente (Linn, 1969) e mecanismos não covalentes, principalmente a acumulação de produtos de reação. De forma mais direta, o aumento do acetil COA intramitocondrial (e a diminuição do CoA livre), ocasionado pelo aumento das taxas de oxidação dos ácidos gordos ou das cetonas, provoca a inibição dos produtos da PDC (Garland,1964). Além disso, a quinase PDC associada é activada pela fosforilação de três locais na unidade alfa dos componentes do complexo da piruvato desidrogenase (E1), convertendo o complexo numa forma fosforilada com uma atividade específica muito baixa (Cooper et al.1974).

A importância da regulação da atividade da PDC no metabolismo global da glicose é talvez mais claramente revelada por estudos com dicloroacetato, que inibe potentemente a PDC quinase e, por conseguinte, ativa a PDC e a oxidação do piruvato (Whitehouse et al.1974). Além disso, para reduzir a disponibilidade de ácidos gordos exógenos para oxidação (e assim reduzir os níveis de acetil CoA intramitocondrial), a exposição do coração à insulina leva a uma ativação rápida e direta da PDC (Martin et al. 1972).

No entanto, a ativação da PDC mediada pela insulina persiste em mitocôndrias isoladas. O mecanismo dos efeitos da insulina ainda não é totalmente compreendido (McCormack etal.1993). A ativação do complexo é provavelmente explicada por um aumento da PDC fosfato fosfatase (Hughes etal.1976), que depende da atividade do Mg2+ e é ainda estimulada pelo Ca2+ (Martin etal.1972; McCormack etal.1993; Hughes etal.1976; Severson etal.1974; Midgley etal.1987).

Consequentemente, o complexo PDC pode ser ativado por um aumento do cálcio citoplasmático e, portanto, mitocondrial no coração (McCormack et al.1993), mas os iões de cálcio, por si só, não explicam os efeitos da insulina, que actua por um mecanismo distinto (Midgley et al.1987; Rutter et al.1992). Em geral, as exigências mecânicas do coração ditam os níveis de ativação do ciclo TCA através de efeitos sobre as alterações das concentrações intramitocondriais de NADH/NAD, ATP/ADP e Ca2+ (McCormack et al.1993; McCormack et al.1990).

O papel principal da insulina neste contexto consiste em induzir uma mudança na seleção dos substratos utilizados para fornecer acetil-CoA. A regulação da PDC na diabetes envolve não só os mecanismos de curto prazo descritos, mas também "efeitos mediados" pela síntese proteica.

A expressão da PDC propriamente dita altera-se muito pouco, mas a da PDC quinase aumenta em caso de fome e de diabetes experimental (quadro 7), o que sugere que a insulina desempenha um papel inibidor tónico na expressão desta proteína quinase intramitocondrial (Priestman et al.1994; Hue et al.1995).

Em conjunto, os mecanismos de regulação da PDC exercem efeitos profundos na utilização global da glicose, incluindo mecanismos para transmitir o controlo a outras enzimas metabólicas.

Insulina e glicólise

A regulação da atividade dos GLUT e dos PDC tem uma influência importante no fluxo através da glicólise (figura 22), que é geralmente coordenada com as taxas de oxidação do piruvato, aumentando em resposta à insulina e ao aumento da carga de trabalho cardíaca durante a perfusão de glicose (Devlin,1998; Cooper et al.1980).

O "desacoplamento" da glicólise e da oxidação do piruvato é possível, sendo mais evidente em hipoxia ou anóxia (quando a glicólise é marcadamente activada mas a oxidação terminal do piruvato e dos ácidos gordos é impedida) mas também evidente mesmo em condições de normoxia. Outras condições, como a reperfusão após isquémia (Swan et al.1997) e a hipertrofia cardíaca, podem também perturbar o equilíbrio entre a glicólise e a oxidação da glicose.

A regulação da 6-fosfofrutose-1-quinase (PFK-1) é fundamental para o controlo da glicólise. Os níveis tecidulares normais dos principais inibidores alostéricos (figura 23), ATP e citrato, asseguram que a enzima está inativa, a menos que estejam também disponíveis activadores alostéricos.

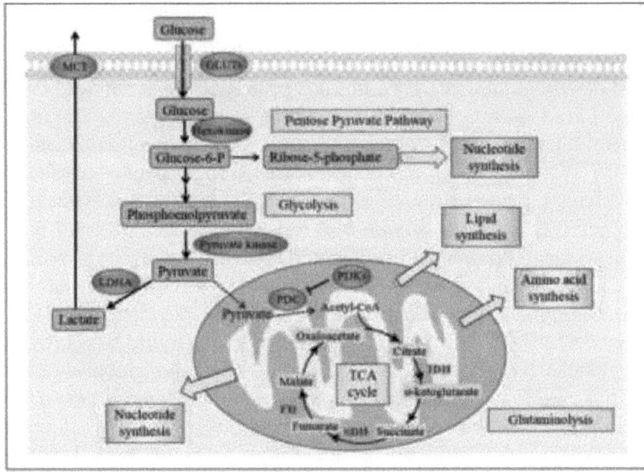

Figura 22 Glicólise

A frutose-2,6-bisfosfato, produto da dupla função 6-fosfatofruto-2-quinase (PFK-2)/frutose-2,6-bisfosfatase é um modulador crítico da PFK-1 cardíaca (figura 18) porque é capaz de superar os efeitos inibitórios do ATP (Lughlin et al.1992; Miller TB.1978).

A forma cardíaca da PFK-2 desempenha provavelmente um papel importante na ativação da glicólise em resposta à insulina (Miller TB.1983) e, embora o mecanismo ainda não esteja elucidado, parece ser um processo sensível à wortmanina.

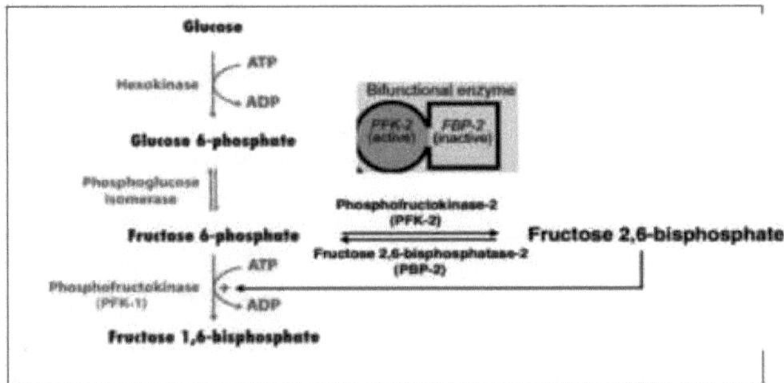

Figura 23 Glicólise e função da PFK-1 e PFK-2

Os níveis de frutose-2,6 bifosfato também aumentam durante a carga de trabalho cardíaco e contribuem para o aumento correspondente das taxas de glicólise. É importante notar que a isoforma distinta da PFK-2 cardíaca não é inibida após incubação in vitro na presença de PA (Nuttal,1976). Esta propriedade da forma cardíaca da PFK-2 contrasta fortemente com a resposta das isoformas hepáticas, que é marcadamente inibida pela PKA em conjunto com a ativação dos locais activos da frutose bifosfatase (Miller,1983; Laughlin,1990).

Consequentemente, a fosforilação da PFK-2 hepática pela PKA contribui para a inibição da glicólise pelas catecolaminas e pelo glucagon e facilita a gluconeogénese e a produção de glicose hepática.

No coração, a glicólise é estimulada pelas catecolaminas e pela insulina: A PFK-2, tal como a FK-1, é inibida pelo citrato, pelo que a acumulação deste ciclo TCA durante a oxidação dos ácidos gordos(124) serve para inibir diretamente a PFK-1 e para suprimir a formação do ativador da PFK-1, a frutose-2,6-bisfosfato.

A insulina também exerce uma influência rápida na hexoquinase, em grande parte indiretamente, através de alterações na PFK-1 e na PDC. A inibição da PFK-1 e da PDC, quando os níveis de insulina são baixos, leva à acumulação de frutose-6-fosfato e, através da fosfoglucose isomerase, de glucose-6-fosfato, que inibe a hexoquinase. Assim, a estimulação da PFK-1 pela insulina alivia a inibição da hexoquinase pela glucose-6-fosfato. A possibilidade de a insulina estar relacionada com a expressão da hexoquinase foi sugerida por um estudo efectuado no músculo esquelético (Buczek-Thomas et al.1995).

Vários estudos confirmaram que a expressão da hexoquinase cardíaca (principalmente as isoformas da hexoquinase-II) está diminuída no coração de ratos diabéticos com aloxano ou STZ (Chain et al.1969; Linn et al.1969). Embora esta observação nem sempre tenha sido confirmada (Neely, 1976), o declínio da atividade da hexoquinase no coração diabético é consistente com o declínio paralelo da atividade das vias da hexose monofosfato (Chain et al.1969).

Metabolismo da insulina e dos ácidos gordos

Até agora, salientei o papel da insulina na regulação do fornecimento de ácidos gordos exógenos ao miocárdio, nomeadamente ao nível do tecido adiposo e do fígado, e dos níveis circulantes de ácidos gordos livres e de triglicéridos das lipoproteínas.

A insulina regula também o metabolismo dos ácidos gordos no próprio coração. A regulação do transporte de glicose PDC fornece meios importantes para modular a oxidação dos ácidos gordos, sendo esta última notavelmente revelada pela ação do piruvato (Garland etal.1964; Cooper etal.1974), e do dicloroacetato (Nuutiln etal.1993). Existem passos adicionais que também contribuem para a regulação da seleção de combustível no miocárdio. Aqui discutimos os efeitos da insulina nas lipases de triglicéridos e na Carnitina Palmitoil Transferase-1 (CPT-1), enzimas críticas do metabolismo lipídico no coração.

Os ácidos gordos podem ser gerados no miocárdio por processos de libertação de triglicéridos nas lipoproteínas plasmáticas, bem como a partir de reservas endógenas de triglicéridos nos tecidos (Whitehouse et al.1974). A hidrólise dos triglicéridos plasmáticos é afetada na superfície luminal das células endoteliais vasculares. Mas a lipase lipoproteica (LPL) responsável é sintetizada nos cardiomiócitos e estes processos são regulados pela insulina.

A expressão da LPL é mantida durante a inanição moderada, enquanto o tecido adiposo é reprimido, o que contribui para a canalização de combustíveis lipídicos do tecido adiposo para o músculo (McCormack et al.1990; Weis et al.1994). Em contrapartida, na diabetes experimental, a expressão da LPL é inibida no músculo cardíaco e esquelético, bem como no tecido adiposo (Uphues et al.1994; Martin et al.1972). Os efeitos da insulina nas lipases lipoproteicas são processos complexos e incompletamente compreendidos. De facto, as etapas envolvidas na maturação e no processamento da LPL, desde a síntese até à localização nas células endoteliais vasculares, ainda não estão totalmente definidas (McCormack,1993).

A LPL libertável por heparina no endotélio vascular está reduzida em corações perfundidos de ratos diabéticos (McCormack et al.1990; Weis et al.1994; Huges et al.1976). O declínio dos níveis de LPL, juntamente com as propriedades alteradas das lipoproteínas circulantes, combinam-se para reduzir acentuadamente a utilização de triglicéridos circulantes pelos corações diabéticos (Huges et al.1976; Severson et al.1974).

A atividade da LPL recuperada dos cardiomiócitos também é reduzida pela diabetes STZ (McCormack et al.1983), sendo a redução explicada em parte por um declínio na síntese geral de proteínas e em parte por defeitos no processamento da enzima para a forma totalmente ativa. Curiosamente, não foram detectadas alterações na abundância ou no volume de negócios do ARNm da LPL durante 4-5 dias de diabetes por STZ (Midgley et al.1987).

O papel dos triglicéridos endógenos como combustível energético foi sugerido pelo facto de o coração de rato isolado e perfundido continuar a bater durante 1-2 horas na ausência de substratos exógenos (Morimoto et al.1996; Williamson et al.1961; Rutter et al.1992). A utilização de triglicéridos cardíacos endógenos foi diretamente demonstrada a partir de medições de massa (McCormack et al.

1990), e por pré-marcação com [14C] palmitato (Garland et al.1964). O tamanho e a rotação das reservas de triglicéridos cardíacos estão ambos aumentados em corações de ratos com diabetes (Whitehouse S et al. 1974; McCormack G.et al. 1990), reflectindo processos de hidrólise e reesterificação melhorados.

A lipólise dos triglicéridos do miocárdio é limitada pela atividade da lipase sensível às hormonas, que é semelhante à enzima do tecido adiposo nesse aspeto, sendo activada pelas catecolaminas e inibida pela insulina e pelo ácido nicotínico (Kurland,1995; Rider,1985). Estudos de imunoreactividade e dos locais de fosforilação confirmaram que as lipases sensíveis às hormonas cardíacas e adiposas são de facto muito semelhantes (Pilkis e Claus1991) e activadas por fosforilação mediada por PKA de um único local de fosforilação (Randle et al.1970; Colowick et al.1947).

É provável que "as acções da insulina na lipólise cardíaca" sejam mediadas principalmente pela ativação de "proteínas fosfatases" e "PDE-III". A inibição por feedback das lipases sensíveis às hormonas pelos ácidos gordos pode explicar a conservação dos triglicéridos do miocárdio quando os ácidos gordos exógenos são abundantes (Devlin,1998; Whitehouse, 1974; Sochor,1984). No entanto, um aumento da taxa de (re)esterificação, normalmente limitada pela disponibilidade de ésteres de acil-CoA gordos, seria também uma explicação atractiva para a manutenção das reservas de triglicéridos com elevada rotação (Priestman et al.1994; Burcelin et al.1993).

A oxidação dos ácidos gordos também é regulada no coração, especialmente pelo controlo da CPT-1. Um mecanismo crítico para a regulação da CPT-1 (figura 24), através da inibição alostérica pelo malonil CoA, foi elucidado como resultado de estudos da oxidação dos ácidos gordos hepáticos e da cetogénese (Burcelin et al.1993). A isoforma "M" (muscular) distinta da CPT-1 representa 98% da atividade total no coração adulto (Olson et al.1967). Apresenta um Km mais elevado para a carnitina e um IC50 mais baixo para o malonil-CoA do que a isoforma hepática ('L') (Evans et al.1963). A sensibilidade da CPT-1 ao malonil-CoA está diminuída no fígado durante a fome (Saddik et al.1991) e na diabetes STZ (Deshaies et al.1991), mas as opiniões dividem-se quanto à importância deste mecanismo no coração (Evans et al.1963; Saddik et al.1991; Deshaies et al.1991; Taskinen et al.1987).

É muito provável que os efeitos rápidos da insulina na atividade da CPT-1 sejam mediados por alterações na concertação do malonil-CoA nas células. A única fonte de malonil-CoA nas células dos mamíferos é a reação catalisada pela acetil-CoA carboxilase (ACC), uma enzima que é acentuadamente activada pela insulina no tecido adiposo e no fígado (Olivecrona et al.1995).

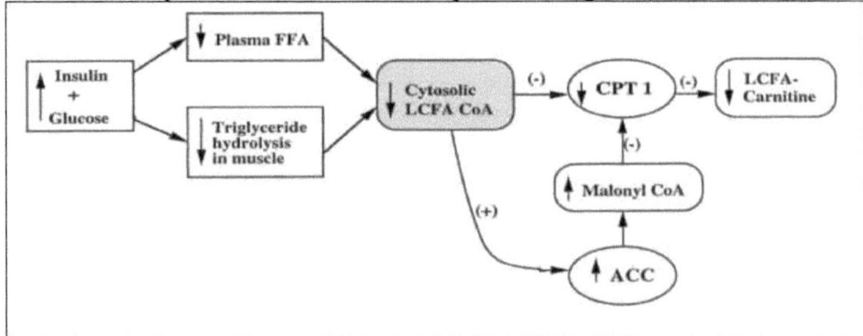

Figura 24. Efeitos da insulina e da glucose na atividade da ACC

O coração exprime uma isoforma distinta de 280-KDa da ACC (Kreisberg,1966; Brownsey,1977), que parece desempenhar um papel significativo na regulação da oxidação dos ácidos gordos no metabolismo cardíaco, a julgar pela relação inversa entre as taxas de oxidação dos ácidos gordos e as concentrações teciduais de malonil-CoA (Crass et al.1975; Swan et al.1997). As isoformas maiores de 280 kDa da acetil-CoA carboxilase do coração apresentam um Km mais elevado para acetil-CoA do que a isoforma de 265 kDa encontrada no tecido adiposo e no fígado (Kreisberg et al.1966), tendo também sido detectadas diferenças substanciais nas estruturas primárias (Small et al.1989).

O mecanismo pelo qual a acetil-CoA carboxilase pode ser regulada pela insulina no coração não está resolvido - ainda não foram demonstrados efeitos da insulina na atividade da enzima cardíaca após a extração ou purificação da enzima (figura 24). Foi sugerido que o fornecimento de acetil-CoA poderia limitar a formação de malonil-CoA no coração (Swanb et al.1997; Severson et al.1979), mas os níveis citoplasmáticos de acetil-CoA são mais elevados no coração quando a oxidação dos ácidos gordos é predominante (e quando o citrato ativador da ACC é mais abundante). Estas observações sugerem que algum mecanismo adicional deve restringir a acetil-CoA carboxilase cardíaca na fome e na diabetes. A fosforilação em múltiplos locais da forma 265-kDa da acetil-CoA-carboxilase (Olivecrona et al.1995; Stralfors et al.1984; Crass et al.1972) sugere que esse mecanismo também pode ser significativo na regulação da isoforma 280-kDa da enzima no coração.

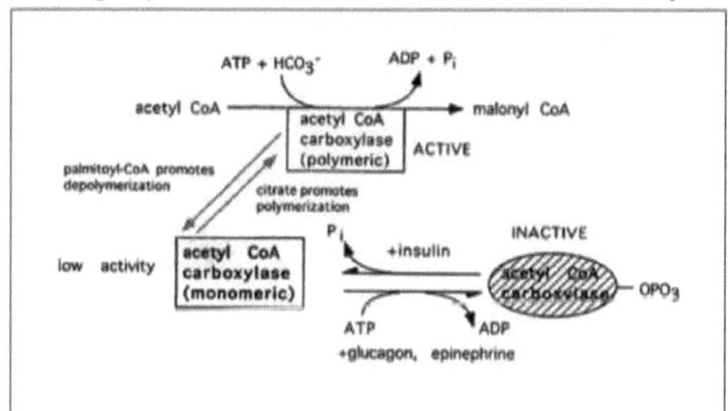

Figura 25 Metabolismo da acetil CoA

Brownsey et al., 1997, demonstraram que a fosforilação do ACC nos miócitos cardíacos de ratos mostrou que a isoforma de 280 kDa é efetivamente fosforilada em múltiplos locais. Será importante determinar quais as proteínas cinases celulares que são induzidas pela insulina. No tecido adiposo e no fígado, a acetil-CoA carboxilase é fosforilada e inibida em resposta às catecolaminas e ao glucagon (figura 26). Este último processo ocorre muito provavelmente através da ação das proteínas activadas por AMP (Stralfors P et al. 1984; Crass et al. 1972). Esta proteína cinase pode também desempenhar um papel importante na regulação do ACC no coração. Por exemplo, em corações sujeitos a isquemia e reperfusão, a formação de malonil-CoA é diminuída em paralelo com o aumento das taxas de oxidação de ácidos gordos através da disponibilidade de malonil-CoA são também uma possibilidade. Um outro exemplo sugere que apenas uma pequena proporção do total de malonil-CoA tecidular pode estar acessível à CPT-1, o que levanta a possibilidade de a "compartimentação" ou a ligação deste inibidor poderem ser processos regulados (Thampy KG.1989).

Finalmente, uma vez que o coração parece não expressar ácidos gordos sintase (Bianchi et al.1990), deve estar disponível um mecanismo para a remoção do malonil-CoA, que pode ser regulado. A malonil-CoA descarboxilase foi descrita em mitocôndrias de vários tecidos de ratos (Saddik et al.1993), e a atividade no coração parece aumentar durante a reperfusão após isquemia (Lopaschuk,1994). Um exame detalhado da malonil-CoA descarboxilase cardíaca e das suas propriedades reguladoras durante a insuficiência cardíaca é claramente merecido e digno.

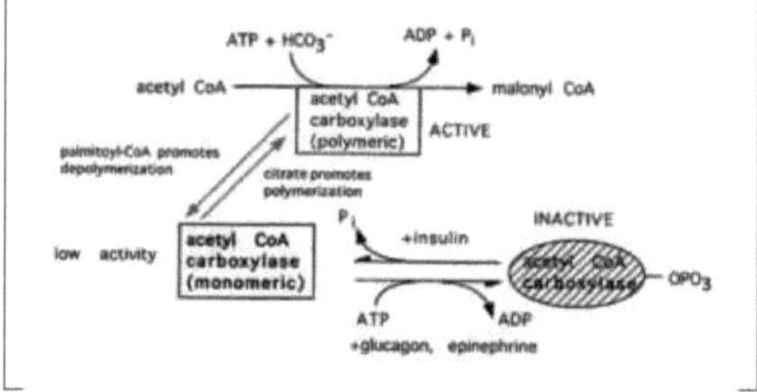

Figura 26 Efeitos da insulina sobre o acetil e o malonil-CoA

Capítulo 4

Efeitos da insulina no coração e na insuficiência cardíaca

Insulina e insuficiência cardíaca

Nesta secção, serão destacados os efeitos da insulina na insuficiência cardíaca. A insuficiência cardíaca congestiva (ICC) é uma doença associada ao aumento dos níveis plasmáticos de norepinefrina (NA) (Steinberg et al. 1994) e à resistência à insulina (Swan et al.1997; Steinberg et al.1994). Além disso, foi recentemente demonstrado que a NA afecta a homeostase da glicose, diminuindo a sensibilidade à insulina (Swan et al.1997; Steinberg et al.1994), e em doentes com insuficiência cardíaca (figura 27), os níveis plasmáticos basais de NA são consideravelmente mais elevados nos doentes com sintomas graves do que nos doentes com sintomas ligeiros. Para além disso, os níveis de NA (Steinberg et al.1994) e a resistência à insulina (Swan et al.1997) podem ser considerados como dois guias fundamentais para o prognóstico nestes doentes com IC. No que diz respeito à homeostase da glicose e à sua regulação por hormonas contra-reguladoras, a epinefrina e o glucagon contra a insulina, mais do que a NA (Steinberg et al.1994), sempre foram considerados como tendo um papel importante neste contexto.

O péptido I semelhante ao glucagon (GLP-I) é uma potente hormona gastrointestinal insulinotrófica com um potencial terapêutico promissor na DMNID (Agamatsu et al.1995). O GLP-I medeia as suas acções através de receptores específicos nas células beta pancreáticas. Deste modo, estimula a formação de AMPc, a secreção de insulina e a expressão do gene da pró-insulina (Baily et al.1981; Chan et al. 1995).

Pensa-se que as acções insulinotróficas do GLP-I são secundárias à ativação da adenilato ciclase e à geração de AMPc. Além disso, o GLP-I induz a acumulação paralela e dependente da dose de AMPc e a libertação de insulina das células beta TC3 (Rothenberg et al.1995). É importante salientar que os efeitos bioquímicos do GLP-I não dependem da concentração de glucose, localmente. A observação de que o GLP-I só pode aumentar a concentração de Ca2+ em células já estimuladas pela glicose reflecte a dependência da ação do GLP-I na despolarização da membrana.

Quando as células foram despolarizadas por uma elevação do K+ extracelular ou por impulsos de voltage-clamp, o GLP-I foi eficaz mesmo na ausência total de glicose (Rothenberg et al.1995). Além disso, foi também demonstrado que, concomitantemente com o aumento do Ca2+, a atividade da reação da fosfolipase C foi estimulada, levando à síntese de inositol 1,4,5- trifosfato (INS(1,4,5)P3). O GLP-I inibe os canais de K+ sensíveis ao ATP nas células beta de uma forma dependente da glucose e confere uma capacidade de resposta à glucose às células beta que não respondem apenas à glucose (Holz et al.1993). Este último efeito resultará na despolarização da membrana, no início da atividade eléctrica e na entrada de Ca2+, que, em última análise, desencadeia a secreção de insulina (Gromada et al.1995).

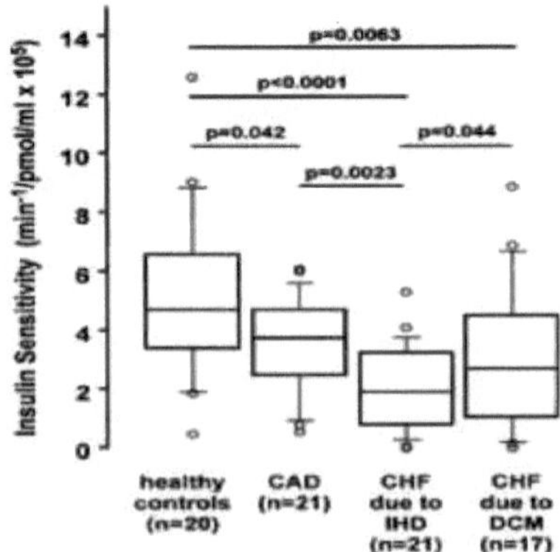

Figura 27. Sensibilidade à insulina em doentes com ICC (devido a doença cardíaca isquémica [DCI],

n 5 21; cardiomiopatia dilatada [CMD], n 5 17), doença arterial coronária (DAC, n 5 21) e indivíduos saudáveis (n 5 20). Gráfico de caixa mostrando os percentis 10, 25, 50, 75 e 90. Valores de p para sensibilidade à insulina transformada em raiz quadrada média foram obtidos pelo teste post hoc de Fisher.(adaptado de Swan et al. 1997)

Tanto a insulina como a glucose estimulam a fosforilação em tirosina dos substratos dos receptores de insulina (IRS-1) e aumentam de duas a cinco vezes a rápida associação do IRS-1 com a subunidade alfa de 85-kDa da fosfatidilinositol-3-quinase, conforme determinado pelo ensaio de coimunoprecipitação. Estes resultados demonstram que, nestas células beta, a secreção de insulina induzida pela glicose ativa a tirosina quinase do recetor de insulina à superfície das células beta e as suas vias de transdução de sinal intracelular, sugerindo um novo mecanismo autócrino de regulação da função das células beta pancreáticas (Rothenberg et al.1995).

O diagnóstico de cardiopatia isquémica ou de cardiomiopatia dilatada não esteve associado às alterações do metabolismo da insulina no nosso estudo, sugerindo que a resistência à insulina na ICC não está dependente da presença de doença arteriosclerótica das artérias coronárias (figura 28). Verificámos que os doentes com cardiopatia isquémica e função ventricular esquerda normal eram resistentes à insulina e hiperinsulinémicos, mas num grau significativamente menor do que os doentes com ICC devido a cardiopatia isquémica. Este achado apoia a sugestão de que as anomalias do metabolismo da insulina ocorrem secundariamente à própria insuficiência cardíaca, possivelmente resultantes de alterações circulatórias ou como parte da resposta neuro-hormonal global à insuficiência cardíaca. Neste contexto, é interessante verificar que os doentes com insuficiência cardíaca devido a cardiomiopatia dilatada e os doentes com doença arterial coronária sem insuficiência cardíaca apresentavam uma perturbação metabólica muito semelhante à dos indivíduos saudáveis (Swan et al. 1997).

Para além dos seus efeitos sobre os níveis de catecolaminas, a insulina tem um efeito antinatriurético acentuado (DeFronzo RA 1981). Por conseguinte, a longo prazo, a resistência à insulina pode também ser prejudicial para o estado clínico dos doentes com ICC. Este facto pode ser refletido pela relação significativa entre a aldosterona e a sensibilidade à insulina após o ajuste para os efeitos do VO2 pico, idade e triglicéridos. Tal como o aumento da ativação simpática, foi demonstrado anteriormente (Rizza RA 1985) que a redução do fluxo sanguíneo periférico está relacionada com a resistência à insulina em seres humanos sem doença cardíaca.

A redução do fluxo sanguíneo do músculo esquelético na insuficiência cardíaca em repouso é pequena e não poderia, por si só, explicar o grau de resistência à insulina observado no nosso estudo. A resistência à ação da insulina a nível do miocárdio pode reduzir a disponibilidade de glicose como fonte de energia para as células do músculo cardíaco. É possível que este efeito desempenhe um papel importante nos doentes com ICC, mas esta hipótese não pôde ser confirmada pela relação significativa entre a fração de ejeção do ventrículo esquerdo e as medidas de resistência à insulina (Swan et al. 1997).

Em conjunto, existem correlações demasiado complexas, que ainda necessitam de mais investigação futura para serem desvendadas como? E porque é que em alguns doentes com IC a insulina teve efeitos significativos enquanto noutros se desenvolveu resistência à insulina.

Capítulo 5
Discussões

Rever as acções e os efeitos da insulina na insuficiência cardíaca tem sido uma experiência humilhante. Por um lado, foi feito um trabalho notável na definição dos efeitos metabólicos e das proteínas-chave, que são responsáveis pelas alterações de fluxo induzidas pela insulina. Por outro lado, a nossa compreensão do mecanismo intracelular através do qual os sinais de insulina são transmitidos dos receptores para os "alvos metabólicos" é ainda fragmentária (Brownsey e Brunt 1977). É tentador e talvez essencial, à partida, inferir que os aspectos da sinalização da insulina identificados em diversos tipos de tecidos, serão também relevantes no metabolismo e função cardíaca antes e depois da IC. No entanto, várias observações levantaram preocupações sobre noções, que devem ser cuidadosamente qualificadas e utilizadas.
O coração **A)** apresenta muitas caraterísticas únicas no corpo humano ligadas à circulação sistémica, o que sugere que, em comparação com outros órgãos, "a regulação da função cardíaca e do metabolismo pode ser distinta em diferentes aspectos importantes". Por exemplo, o coração mantém um débito mecânico persistentemente elevado e um consumo substancial de oxigénio; e substratos metabólicos, o que significa que o controlo metabólico é dirigido para o processo de "seleção de combustível", em vez das grandes oscilações no fluxo, que podem ser observadas no músculo esquelético (Brownsey e Brunt 1977).
O coração também **B)** exprime isoformas distintas de uma série de proteínas-chave, incluindo enzimas do metabolismo do glicogénio, PFK-1, CPT-I, acetil-CoA carboxilase e outras. Além disso, o coração **C)** exprime padrões distintos de "isoformas" noutros casos - como os "receptores de insulina" e os "receptores (proteínas) GLUT".
As propriedades reguladoras das várias isoformas não estão estabelecidas em todos os casos. Mesmo nas células e tecidos alvo, que têm sido melhor estudados, os mecanismos intracelulares responsáveis pelas respostas metabólicas à insulina ainda não são totalmente compreendidos e elucidados. Para uma compreensão completa das acções da insulina, é necessário integrar melhor uma série de caraterísticas da regulação glicose-ácidos gordos-proteínas, que envolvem alterações na disponibilidade de substratos e moduladores alostéricos, bem como interações proteína-proteínas - algumas das quais conduzem a alterações "covalentes irreversíveis" na estrutura-função, nomeadamente processos de (des)fosforilação (Brownsey e Brunt 1977) e carboxilação.
A definição das vias de transdução de sinal em geral e, especificamente, as que medeiam as acções da insulina no coração, desafiam a nossa capacidade de compreender a estrutura, organização e dinâmica celulares, bem como a nossa capacidade de definir os componentes essenciais (Brownsey e Brunt 1977).
Com este trabalho de revisão da literatura, estamos agora avançados na definição de muitos dos componentes essenciais relacionados com as acções e os efeitos da insulina no metabolismo cardiovascular e durante a ICC, mas estes processos representarão certamente apenas um passo em frente na compreensão do modo como os sistemas cardiovasculares funcionam in vivo e como o coração (célula) está ligado. No caso do transporte e do metabolismo da glicose, a nossa compreensão da ação da insulina tem sido limitada pela nossa falta de conhecimento dos processos básicos do tráfico de proteínas, dos ciclos glicose-ácidos gordos, dos ciclos glicose-proteína-ácidos gordos entre os compartimentos membranares ligados do coração e das vesículas associadas, bem como dos processos de fusão. Estas observações, e outras, podem fornecer provas indirectas de um complexo de estudos mais vasto do recetor de insulina, no âmbito do qual as interações proteína-proteína podem ser apreciadas. Embora, em última análise, limitado por restrições estéricas.
Recentemente, verificou-se que a angiotensina pode mesmo induzir a fosforilação tirosil da proteína IRS-1 no coração (Saad et al. 1995). Será intrigante determinar se os efeitos mediados pela angiotensina no IRS-1 são idênticos aos observados com a insulina e como isso afecta as respostas a jusante (Brownsey e Brunt 1977). Apesar da riqueza de conhecimentos já adquiridos aqui, é inegável que muito mais tem de ser aprendido antes de podermos verdadeiramente concluir que

compreendemos como a insulina afecta o metabolismo cardíaco antes e depois da IC. Mesmo uma inspeção superficial das provas que apontam para o significado clínico dos defeitos nas acções da insulina recordar-nos-á que o progresso contínuo (Brownsey, 1977), a investigação e o desenvolvimento ex-vivo e in vivo são essenciais. A resistência à insulina é observada em várias condições fisiopatológicas, como a obesidade, a diabetes mellitus e a hipertensão essencial (Brownsey e Brunt 1977; Swan et al.1997; Reaven,1988), o que significa que em alguns doentes é necessária uma quantidade de insulina superior à normal para dar uma resposta biológica normal (>100 unidades de insulina por dia).

Um dos principais defeitos bioquímicos numa situação de resistência à insulina parece ser um defeito no "metabolismo intracelular não oxidativo" da glicose nas células musculares (Swan et al.1997; Reaven GM.1988). Contudo, em muitos indivíduos, observa-se também um aumento da produção hepática de glicose (Brownsey e Brunt 1977).

O resultado da resistência à insulina em indivíduos com uma capacidade normal de secreção de insulina é a hiperinsulinemia, um potencial fator de risco para as doenças cardiovasculares (Reaven, 1995); em que se observa tanto uma diminuição da sensibilidade à insulina como uma diminuição da resposta máxima à insulina (Brownsey e Brunt 1977; Swan et al.1997; Reaven GM. 1995 e 1988). Uma diminuição da sensibilidade à insulina significa que a curva normal de dose-resposta é deslocada para a direita. Uma diminuição da resposta máxima implica que a resposta biológica máxima não pode ser atingida, seja qual for a concentração de inulina alcançada, eventualmente (Barnard et al.1992).

A adenosina aumenta a captação de glucose pelo miocárdio "apenas" na presença de insulina (Williams,1991). A adenosina foi sugerida como sendo de importância vital para manter ou restaurar o fluxo sanguíneo do miocárdio durante condições de redução do fornecimento de oxigénio ou de aumento das necessidades de oxigénio do miocárdio (Epsinal et al.1983; Bardenheuer et al.1986).

A concentração de adenosina no miocárdio aumenta durante a hipóxia (Brownsey,1972; Schrader et al.1977), isquemia (Berne et al. 1980 e 1986), hiperemia reactiva (Schrader et al.1977; Saito et al.1981; Rubio et al.1969). Além disso, as catecolaminas provocam aumentos durante o aumento da carga de trabalho cardíaco (Downey et al.1988). Embora se reconheça a importância de manter ou restaurar o fluxo sanguíneo, existem evidências de que a adenosina pode desempenhar um papel metabólico igualmente importante (Brownsey e Brunt 1977).

Em condições em que o aparecimento de adenosina é aumentado, a disponibilidade de glucose para o metabolismo anaeróbico seria bem-vinda (Brownsey e Brunt 1977). Os resultados de alguns estudos (Schrader et al.1977; Downey et al.1988) indicaram que a adenosina pode potenciar a capacidade de resposta do miocárdio à insulina no que diz respeito à captação de glicose, sugerindo um "fenómeno mediado pelo pós-recetor" (Brownsey e Brunt 1977).

Por fim, como se tentou sublinhar, a função da insulina na ICC depende também da frequência da dieta, da obesidade, da capacidade cognitiva de recuperação dos indivíduos e da resposta dinâmica das estruturas funcionais primárias dos receptores de insulina.

Conclusão

A insulina tem efeitos preventivos na insuficiência cardíaca apenas nos casos em que o prognóstico das origens da insuficiência cardíaca era bem qualificado. Perante estas realidades, que generalização pode ser feita? A adição de insulina poderia proteger o sistema cardiovascular contra a insuficiência cardíaca (num estado reversível). O melhor tratamento para os doentes com insuficiência cardíaca ligeira (com problemas de captação de glicose) é a realização de exercícios ligeiros, para estimular as vias naturais de captação de glicose e a seletividade natural dos substratos.

Em conclusão, muitas destas hipóteses ainda estão por esclarecer através de experiências fiáveis. Qual o estudo de intervenção ou combinação de estudos que poderia obter resultados reprodutíveis sobre os "efeitos da insulina na insuficiência cardíaca" está ainda por esclarecer.

Referências

Gwathmey JK.(ed), Bridges G.M.(ed), heart failure: basic science and clinical aspects (1993): Prefácio e 2-5.

Brownsey, R. W. and Brunt, R. V. The effect of adrenaline-induced endogenous lipolysis upon the mechanical and metabolic performance of ischaemically perfused rat hearts. Clin Sci Mol Med 1977;53:513-521.

Kim, CS; Matsumori, A; Goldberg, L; Doye, AA; McCoy, Q; Gwathmey, JK. Efeitos da pranidipina, um antagonista dos canais de cálcio, num modelo aviário de insuficiência cardíaca. Cardiovasc drugs and Therapy 1999;5: 13: 455 - 463

Kim, CS; Davidoff, AJ; Maki, TM; Doye, AA; Gwathmey, JK. O cálcio intracelular e a relação com a contratilidade num modelo aviário de insuficiência cardíaca Journal of Comp. Physiol. B-Biochem.sys and Envir.Physiol 2000;4: 170: 295 - 306,

Gwathmey JK.(ed), Bridges G.M.(ed), heart failure: basic science and clinical aspects (1993): Prefácio e 2-5.

Brownsey, R. W. and Brunt, R. V. The effect of adrenaline-induced endogenous lipolysis upon the mechanical and metabolic performance of ischaemically perfused rat hearts. Clin Sci Mol Med 1977;53:513-521.

Denolin, H. e Kuhn, H. e Krayenbuehl, H. P. e Loogen, F. e Reale, A. A definição de insuficiência cardíaca Eur Heart J (1983) 4;445-448

Denton RM, Early events in insulin action (Eventos iniciais na ação da insulina). Adv Cyclic Nucleotide Protein Phosphorylation Res 1986;20:289-336

Rasmussen H. O sistema de mensageiros de cálcio. N Engl J Med 1986;314:1094-1011, 1164-70

Cheatham, B. e Kahn, C. R. Insulin action and the insulin signaling network (Ação da insulina e rede de sinalização da insulina). Endocr Rev 1995;16:117-142

Cohen P. Dissection of the protein phosphorylation cascades involved in insulin and growth fator action. Biochem 1993;1:555-67

Lawrence JC. Signal transduction and protein phosphorylation in the regulation of cellular metabolism by insulin. Ann R 1992;54:177-193

Lee P., Pilch PF. The insulin recetor, structure, function, and signaling (O recetor de insulina, estrutura, função e sinalização). Am J Physiol 1994;226:C319-334

Williams A. Mitocôndrias. In: Drake-Holland AJ.N, eds. Cardiac Metabolism. New York: John Wiley 1983:151

Vaaler S. Carbohydrate metabolism, insulin resistance, and metabolic cardiovascular syndrome J Cardiovasc Pharmacol 1992;20:8:S11-14

Reaven GM. Role of insulin resistance in human disease (Papel da resistência à insulina na doença humana). Diabetes 1988;37:1595-1607

Jonathan W., Swan JW., Stefan D., Anker D., Walton C., Godsland Ian F., Clark Andrew L., Leyva F., Stevenson JC., Coats AJS., Insulin resistance in chronic heart failure: relation to severity and etiology of heart failure J Am Coll Cardiol 1997;30:527-32

Page M., e Watkins, Provocação de hipotensão postural pela insulina na neuropatia autonómica diabética. Diabetes 1976;25:90-95

Lewis GF. Diabetic dyslipidemia: a case for aggressive intervention in the absence of clinical trial and cost effectiveness data. Can J Cardiol 1995:11supplC:24-28

Kelly RA, Balligand JL, Smith TW. Nitric oxide and cardiac function. Circ Res 1996;79:363-80

Mason DT. Congestive heart failure. New York: York Medical Books, 1976:1

Forrester JS, Waters DD. Tratamento hospitalar da insuficiência cardíaca congestiva, gestão de acordo com o perfil hemodinâmico Am J Med 1978;65 173-80

Reindell H., roskamm H. herzkrankheiten 1977 Berlin Springer Book:373

Finegan BA, Clanachan AS, Coulson CS, Lopaschuk GD. Modificação da adenosina da utilização do substrato energético no coração isolado perfundido com ácidos gordos Am J Physiol 1992; 262: H1501-07
Opie LH. The heart physiology and metabolism second edition 1992:1:208-243
Gwathmey, J. K., Briggs GM, Allen PD, Heart Failure: basic Science and clinical aspects book 1993;235-255
McCormack GJ, Halestrap AP, Denton RM. Role of calcium ions in regulation of mammalian intramitochondrial metabolism. Physiol Rev 1990;70:391-425
Weis BC, Cowan AT, Brown N, Foster DW, McGarry GD. Use of a selective inhibitor of liver carnitine palmitoyltransferase 1(CPT1) allows quantification of its contribution to total CPT1 activity in rat heart J Biol Chem 1994:269:26443-26448,Uphues I, Kolter T., Goud B., Eckel J. Insulin stimulates translocation of the glucose transporter GLUT4 in cardiac muscle: studies on the role of small molecular mass GTP-binding proteins. Biochem J 1994;301:177-182
Russell RR., Yin R., Xiaoyue H., et al. A insulina estimula a translocação de GLUT4 e GLUT1 no coração. Circulation 1996;24(suppl I): 301:177-82
Rodnick KJ, Slot JW, Studelska DR, et al. Estudos imunocitoquímicos e bioquímicos do GLUT4 no músculo esquelético do rato. J Biol Chem 1992;267:6278-85
Brudett E., Beeler T., Klip A. Distribution of glucose transporters and insulin receptors in the plasma membrane and transverse tubules in insulin stimulated muscle glucose transport. J Cell Biochem 1993;52:1-7
Dohm GL, Dolan PL, Frisell WR, Dudek RW. Papel dos túbulos transversais no transporte de glucose muscular estimulado pela insulina. J Cell Biochem 1993;52:1-7
Cahill GF. Physiology of insulin in man (Fisiologia da insulina no homem). Diabetes 1971;20:785-799.
Exton JH. Algumas reflexões sobre o mecanismo de ação da insulina. Diabetes 1991;40:521-26
Stern MP, Diabetes e doenças cardiovasculares: a hipótese do solo comum. Diabetes 1995;44:369-74
Ogihara T., Rakugi H, Ikegami H., Mikami H., Enhancement of insulin sensitivity by troglitazone lowers blood pressure in diabetic hypertensive. Am J Hypertensives 195;8:316-20
Stalk R. Insulin resistance in the elderly, The Rotterdam study 1995 May;37-57
Watanabe T., Smith MM., Robinson FW., Kono T. Insulin action on glucose transport in cardiac muscle (Ação da insulina no transporte de glicose no músculo cardíaco). J Biol Chem 1984;259:13117-22
Slot JW, Geuze HJ, Gigengack S, James DE, Lienhard GE. Translocação do transportador de glicose GLUT4 em miócitos cardíacos do rato. Proc. Natl Acad Sci USA 1991;88:7815-19
Lorell BH e Grossman W. Hipertrofia cardíaca: consequências para a diástole. J Am Coll Cardiol 1987;9: 1189-93
Swan J. W., Anker D. A., Walton C., Godsland IF., Clark AL., Leyva F., Stevenson JC., Coats AJS. Insulin resistance in chronic heart failure: relation to severity and etiology of heart failure. J Am Coll Cardiol 1997;30:527-32
Julian DG. Cardiology 4th Edition Book Bailliere Tindall, London 1983:910
Crawdford MH(ed), Parakash C. Deedwania(ed). Current Diagnosis and treatment in Cardiology 1995 4th edition:140-162
Morimoto y., kamiike W., Nishida T., Hatanaka N., Shimizu S., Haung TP., Hamada E., Uchiyama Y., Yoshida Y., Furuya E., Matsuda H. improved of rat liver graft function by insulin administration to donor. Gastroenterology 1996 Oct;11(4):1071-80
Agamatsu S., Nakamichi Y., Sawa H. AM J Physiol 1995Aug;269:C480-6
Stanley, W.C., Lopaschuk, G.D., McCormack, J.G. Regulation of energy substrate

metabolism in the diabetic heart. Cardiovasc Res. 1997;34:25-33.
Anne-Marie L. Seymour, Ian A. Bailey, George K. Radda. Um efeito protetor da insulina na reperfusão do coração isquémico de rato demonstrado utilizando 31P-NMR 1983;762:525-530
Devlin TM., 9ed) text book of Biochemistry with clinical correlations 4ed 1998;879-881
Williams A. mitochondria In; Drake Holland AJ. N, eds. Cardiac Metabolism. New York: John Wiley 1983:151
Fumio Saito, Hori MT, Fittinhof M., Hino T., Tuck ML. A insulina atenua a mobilização de cálcio mediada por agonistas em culturas de células musculares lisas vasculares de rato. J Clin Inves 1993;92:1161-116
Saito F., Hori MT., Fittingoff M., Hino T., Tuck ML. Insulin Attenuates Agonist-mediated Calcium Mobilization in Cultured Rat Vascular Smooth Muscle Cells J Clin Invest. 1993;92(3):1161-1167
Jacobowitz D., Cooper T. Barner HB. A história da vida de uma pessoa é a mesma que a de uma pessoa que não tem nada a ver com a vida. Circ Res 1967;20:289-98
Sparks HV., Bardenheur H. regulation of adenosine formation by the heart. Circ res 1986;58:193-201
Finegan BA, Clanachan AS, Coulson CS, Lopaschuk GD. Adenosine modification of energy substrate use in isolated hearts perfused with fatty acids. Am J Physiol 1992;262:H1501-07
Drewett JG, Garbers DL. A família dos receptores da guanilil ciclase e os seus ligandos. Endocr Rev 1994;15:135-62
Kishimoto I., Dubios SK., Garbers DL. O coração comunica com os rins exclusivamente através do recetor da guanilil ciclase A. Manipulação aguda de sódio e água em resposta à expansão do volume. Proc Natl Acad Sci USA 1996;93:6215-16
Baron AD. Acções hemodinâmicas da insulina. AM j Physiol 1994;267:E187-202
Kelly RA, Balligand JL, Smith TW. Nitric oxide and cardiac function. Circ Res 1996;79:363-80
Williams R. Law e Micheal P. Maclane. A adenosina aumenta a captação de glucose pelo miocárdio apenas na presença de insulina. Metabolism 1991Sep;40:N09947-52
Cahill GF. Physiology of insulin in man (Fisiologia da insulina no homem). Diabetes 1971;20:783-99
Kimball SR., Vary TC., Jefferson LS. Regulação da síntese proteica pela insulina. Annu Rev Physiol. 1994;56:321-48
Randle PJ, Hales CN, Garland PB, Newsholme EA, The glucose-fatty acid cycle. O seu papel na sensibilidade à insulina e nos distúrbios metabólicos da diabetes mellitus. Lancet 1963;1:785-89
Randle PJ., Garland PB., Hales CN., et al. Interações do metabolismo e o papel fisiológico da insulina. Recent Prog hormone Res 1966;22:1-44
Dashti N., Wofbauer G. secreção de lípidos, Apo-lipoproteínas e lipoproteínas pela linha celular de hepatoma humano, HepG2: efeitos do ácido oleico e da insulina. J Lipid Res 1987;28:423-26
Lewis GF., Uffleman KD., Szeto LW., Weller B., Steiner G. Interação entre ácidos gordos livres e insulina no controlo agudo da produção de lipoproteínas de muito baixa densidade em seres humanos. J Clin Invest 1995;95:158-66
Bjorensztajn J., Otway S., Robinson DS. Effects of fasting on the clearing fator lipase (lipoprotein lipase) activity of defatted preparations of rat heart muscle. J Lipid Res 1970;11:102-110
Bjorensztajn J., Robinson DS. The effect of fasting on the utilization of chylomicron triglyceride fatty acids in relation to clearing fator lipase (lipoprotein lipase) releasable by heparin in the perfused rat heart. J Lipid Res 1970;11:111-17

Sato K., Kashiwaya Y., Keon CA., et al. Insulin, ketones, and mitochondrial energy transduction. FASEB J 1995;9:651-58
Lebovitz HE. Cetoacidose diabética. Lancet 1995;345:767-72
Baily IA, Seymour AML e Radda GK. Biochem Ata 1981;637:1-7
Chan CB, Macphail RM, Can j Physiol Pharmac 1995 Apr;73:4:501-08
Rothenberg PL, Willison LD, Simon J e Wolf BA. Glucose induced insulin recetor Tyrosine phosphorylation in insulin secreting beta cells. Diabetes 1995;10:44 802-09
Holz GG, Kuhtreiber WM, Habener JF. As células beta pancreáticas tornam-se competentes em termos de glucose pela hormona insulinotrópica glucagon-like peptide-1. Nature 1993;361: 362-65
Gromada, J; Dissing, S; Bokvist, K; Renstrom, Erik LU; Frokjaer-Jensen, J; Wulff, B S e Rorsman, Patrik LU. Glucagon-like peptide I increases cytoplasmic calcium in insulin-secreting beta TC3-cells by enhancement of intracellular calcium mobilization Diabetes 1995;44(7):767-774
Steinberg HO., Brechtel G., Johanson A., Fineberg n., Baron AD., Insulin mediated skeletal muscle vasodilatation in nitric oxide dependent. Uma nova ação da insulina para aumentar a libertação de óxido nítrico J Clin Invest 1994;94:1171-79
Reaven GM. Role of insulin resistance in human disease (Papel da resistência à insulina na doença humana). Diabetes 1988;37:1595-1607
Reaven GM. Pathophysiology of insulin resistance in human disease. Physiol Rev 1995;75:473-86
Ogihara T., Rakugi H., Ikegami H., Mikami H., Masuo K. Enhancement of insulin sensitivity by troglitazone lowers Blood pressure in diabetic hypertensive. Am J hypertensives 1995;8:316-20
Buchanan TA, Meehan WP, Jeng YY, et al. Redução da tensão arterial pela pioglitazona. Evidência de efeito vascular direto. J Clin invest 1995;96:354-60
Opie LH., Mansford KRL., Owen P. Effects of increased heart work on glycolysis and adenine nucleotides in the perfused heart of normal and diabetic rats. Biochem J 1971;124:475-490
Neely JR., Whitmer KM., Mochizuki S. effects of mechanical activity and hormones on myocardial glucose and fatty acid utilization. Cir Res 1976;38:122- 130
Lopaschuk Gd., Belke DD., Gamble J., Itoi T., Schonekess BO. Regulation of fatty acid oxidation in the mammalian heart in health and disease (Regulação da oxidação de ácidos gordos no coração dos mamíferos na saúde e na doença). Biochem Biophys Ata 1994;1213:263-76
Shipp JC., Opie LH., Challoner Dr. Fatty Acid and glucose metabolism in the perfused heart (metabolismo dos ácidos gordos e da glicose no coração perfundido). Nature 1961;189;1018-19
Williamson JR., Krebs HA. Acetoacetato como combustível da respiração no coração perfundido do rato Biochem J 1961;80:540-47
Lassers RW, Kaijser L, Wahlquist ML, Carlson LA. Relação no homem entre os ácidos gordos livres no plasma e o metabolismo do miocárdio de substratos de hidratos de carbono lancet 1971;2:448-50
McAllister A., Allison SP, Randle PJ. Effects of dichloroacetate on the metabolism of glucose, pyruvate, acetate, 3-hydroxybutyrate and palmitate in rat diaphragm and heart muscle in vitro and on extraction of glucose, lactate, pyruvate, and free fatty acids by dog heart in vivo. Biochem J 1973;134:1067-81
Nuutila P., Koivisto VA., Knutti J, et al. O ciclo dos ácidos gordos sem glicose funciona no coração e no músculo esquelético humano in vivo. J Clin Invest 1992;89:1767- 74
Chan CB, Macphail RM, Kibenge MT, Russell JC. O aumento da atividade de fosforilação da glicose está correlacionado com a capacidade de secreção de insulina das ilhotas de ratos machos JCR;LA-corpulentos. Can J Physiol Pharmacol 1995

Apr;73:4:501-08
Neely JR, Morgan HE. Relação entre o metabolismo dos hidratos de carbono e dos lípidos e o balanço energético do músculo cardíaco. Annu Rev Physiol 1974;36:413-59
Manchester J, Kong X., Nerbonne l, Lowry OH., Lawrence JC. Glucose transport and phosphorylation in single cardiac myocytes rate limiting steps in glucose metabolism, Am J Physiol 1994;266:E326-33
Kashikawya Y., Sato K., Tsuchiya N, et al. control of glucose utilization in working perfused rat heart. J Biol Chem 1994;269:25502-12
Barnard RJ, Youngren JF. Regulação do transporte de glucose no músculo esquelético. FASEB J 1992;6:3238-44
Gould GW, Holman GD. The glucose transporter family: structure, function and tissue specific expression Biochem J 1993;295:329-41
Mueckler M. Transportadores facilitadores de glucose. Eur J Biochem 1994;219:713-25
Satoh S., Nishimura H. Clark AE., et al. Utilização de bismannose fotolável para elucidar a cinética do tráfico subcelular de GLUT4 regulado pela insulina em células adiposas de ratazana. J Biol Chem 1993;268:I7820-29
Holman GD, Leggio LL, Cushman SW. Reciclagem do transportador de glicose GLUT 4 estimulada pela insulina: um problema no tráfico subcelular de proteínas de membrana através de múltiplos pools. J Biol Chem 1994;269:17516-24
Watanabe T., smith MM., Robnson FW., Kono T. Ação da insulina no transporte de glicose no músculo cardíaco J Biol Chem 1984;259;13117-22
Slot Jw, Geuze HJ, Gigengack S., James DE, Lienhard GE. Translocação do transportador de glucose GLUT4 em miócitos cardíacos do rato. Proc Natl Acad Sci USA 1991;88:7815-19
Uphues I., Kolter T., Goud B., Eckel J. Insulin induced translocation of the glucose transporter GLUT4 in cardiac muscle: studies on the role of small molecular mass GTP binding proteins Biochem J 1994;301:177-182
Russell RR., Yin R., Xiaoyue H., et al. A insulina estimula a translocação de ambos GLUT4 e GLUT1 no coração. (Resumo 1794) Circulation 1996; 24(suppl I):I308.
Rodnick KJ, Slot JW, Studeska DR, et al. Estudos imunocitoquímicos e bioquímicos do GLUT4 no músculo esquelético do rato. J Biol Chem 1992;267:6278-85
Burdett E., Beeler T., Klip A. Distribution of glucose transporters and insulin receptors in the plasma membrane and transverse tubules of skeletal muscle (Distribuição dos transportadores de glucose e dos receptores de insulina na membrana plasmática e nos túbulos transversais do músculo esquelético). Arch Biochem Biophys 1987;253:279-86
Dohm GL, Dolan PL, Frisell WR, Dudek RW. Papel dos túbulos transversais no transporte de glucose muscular estimulado pela insulina. J Cell Biochem 1993;52:1-7
Rothman JE. Mecanismos de transporte intracelular de proteínas. Natureza 1994;372:55-63
Sudhof TC. O ciclo da vesícula sináptica: uma cascata de interação proteína-proteína. Natureza 1995;375:645-53
Cain CC, Trimble WS, Lienhnrd GE. Membros da família VAMP de proteínas de vesículas sinápticas são componentes de vesículas contendo transportadores de glicose de adipócitos de ratos. J Biol Chem 1992:267:11681-11684.
Manchester J, Kong X, Lowry OH, Lawrence JC. Sinalização Ras na ativação do transporte de glicose pela insulina. Proc Natl Acad Sci USA 1994:91:46444648.
James DE, Strube M, Mueckler M, Molecular cloning and characterization of an insulin-regulatable glucose transporter (Clonagem molecular e caraterização de um transportador de glucose regulável por insulina). Nature 1989;338:83-87.
Kraegen EW, Sowden JA, Halstead MB, et "1. Glucose transporters and in vivo glucose uptake in skeletnl and cardiac muscle: fasting. insulin stimulation and immunoisolation studies of GLUT1 and GLUT4. Biochem J 1993:295:287293.

Nuutiln P, Knuuti J. Ruotsalainen U, et al. A resistência à insulina está localizada no músculo esquelético mas não no músculo cardíaco na diabetes tipo 1. Am J Physiol 1993:264;E756- E762.
Cruickshank EWH. Kosterlitz HW. A utilização de gordura pelo coração glicémico dos mamíferos. J Physiol 1941;99:208-223.
Laughlin MR, Taylor JF, Chesnick AS, Balabnn RS. Non-glucose substrates increase glycogen synhesis in vivo in dog heart. Am J Physiol 1994:267:H217-H223.
Judd WT, Polónia JL. Alterações do glicogénio do miocárdio com o exercício. Proc Soc Exp Biol Med 1972;140:955-957
Henning SL, Wambolt RB, Schonekess BO, Lopaschuk GD, Allard MF. Contribuição do glicogénio para o metabolismo aeróbico da glicose no miocárdio. Circulation 1996;93:1549-1555.
Goodwin GW. Arteaga JR: Taegtmeyer H. Glycogen turnover in the isolated working rat heart. J Biol Chem 1995;270:9234-9240.
Goodwin G. Ahmad F. Taegtmeyer H. Preferential oxidation of glycogen in isolated working rat heart. J Clin Invest 1996;97:1409-1416.
Lundsgaard-Hansen P, Meyer C, Riedwyl H. Gradientes transmurais de enzimas glicolíticas no miocárdio ventricular. Pflugers Arc Ges Physiol 1967;297:89-106.
De Tata V, Bergamini C, Gori Z, Locci-Cubeddu T, Bergamini E. Transmural gradient of glycogen metabolism in the normal rat left ventricle. Pflugers Arch 1983;396:60-65.
Krebs EG. Fosforilação de proteínas e regulação celular Biosci Rep1993;13:127-42
Davis CH, Schliselfeld LH, Wolf DP, Leavitt CA, Krebs EG Interrelationships among glycogen phosphorylase isoenzymes. J Biol Chem 1967;242:4824-4833.
Cooper RH, Sul HS, McCullough TE, Walsh DA. Purificação e propriedades da isoenzima cardíaca da fosforilase quinase. J Biol Chem 1980;255:11794-11801
Laughlin MR, Taylor JF, Chesnick AS, Balaban RS. Regulation of glycogen metabolism in canine myocardium: effects of insulin and epinephrine in vivo. Am J Physiol 1992;262:E875-E883.
Miller TB. Um duplo papel para a insulina na regulação da glicogénio sintase cardíaca. J Biol Chem 1978;253:5389-5394.
Miller TB. Regulação alterada do metabolismo cardíaco em ratos espontaneamente diabéticos. Am J Physiol 1983;245:E379-E383.
Nuttall FQ, Gannon MC, Corbett VA, Wheeler MP. Insulin stimulation of glycogen synthase D phosphatase (protein phosphatase) J Biol Chem 1976;251:6724-6729.
Laughlin MR, Petit WA, Shulman RG, Barrett EJ. Medição da síntese de glicogénio do miocárdio em ratos diabéticos e em jejum. Am J Physiol 1990;258:E184-E190.
Thorburn AW, Gumbiner B, Bulacan F, Brechtel G, Henry RR. Multiple defects in muscle glycogen synthase activity contribute to reduced glycogen synthesis in non-insulin dependent diabetes mellitus. J Clin Invest 1991;87-489- 495.
Buczek-Thomas JA, Miller TB, Identificação da base molecular para a hipersensibilidade da fosforilase em cardiomiócitos diabéticos em cultura. Mol Cell Biochem 1995;145
Chain EB, Mansford KRL, Opie LH. Effects of insulin on the pattern of glucose metabolism in the perfused working and Langendorff heart of normal and insulin-deficient rats. Biochem J 1969;115:537-552.
Linn TC, Pettit FH, Reed LJ. Regulação da atividade do complexo piruvato desidrogenase de mitocôndrias de rim de vaca por fosforilação e desfosforilação. ProcNatl Acad Sci USA 1969;62:234-241.
Garland PB, Randle PJ, Controlo de piruvato desidrogenas em coração de rato perfundido por concentrações intracelulares de acetil CoA. Biochem J 1964;91:6C-7C.
Cooper RH, Randle PJ, Denton RM. Regulation of heart muscle pyruvate dehydrogenase kinase. Biochem J 1974;143:625-641

Whitehouse S, Cooper RH, Randle PJ. Mechanism of activation of pyruvate dehydrogenase by dichloroacetate and other halogenated carboxylic acids. Biochem J 1974;141:761-774.
Martin BR. Denton RM. Randle PJ. Stimulation by calcium ions of pyruvate dehydrogenase phosphate phosphatase. Biochet 1972;128:161-163.
McCormack JG, Denton RM. The role of intramitochondrial Ca2+ in the regulation of oxidative phosphorylation in mammalian tissues. Biochem Soc Trans 1993:21:793-799.
Hughes WA, Denton RM. Incorporação de 32 P, no fosfato de piruvato desidrogenase em mitocôndrias de tecido adiposo tratado com insulina de controlo. Natureza 1976;264:471-73
Severson DL, Denton RM, Pask HT, Randle PJ. Calcium magnesium ions as effectors of adipose tissue pyruvate dehydrogenase phosphate phosphatase. Biochem J 1974:140:225-237
McCormack G. J, England PJ. Ruthenium red inhibits the activation of pyruvate dehydrogenase caused by positive inotropic agents in the perfused heart. Biochem J 1983: 214:581-585.
Midgley PJW, Rutter GA, Thomas AP, Denton RM. Effects of calcium and magnesium on the activity of pyruvate dehydrogenase phosphate phosphatase within toluene-permeabilized mitochondria. Biochem J 1987:241:371-377.
Rutter G. A, Diggle TA, Denton RM. Regulation of pyruvate dehydrogenase by insulin and polyamines within electropermeabilized fat-cells and isolated mitochondria Biochem J1992: 285:435.
McCormack G. J, Halestrap AP, Denton RM. Role of calcium ions in regulation of mammalian intramitochondrial metabolism (Papel dos iões de cálcio na regulação do metabolismo intramitocondrial dos mamíferos). Physiol Rev 1990;70:391-425.
Priestman D. A. Mistry SC. Halsall A. Randle PJ. Role of protein synthesis and fatty acids metabolism in the longer-term regulation of pyruvate dehydrogenase kinase. Biochem J 1994;300:659-664.
Hue L, Depre C, Lefebvre V, Rider M, Veitch K. Regulação do metabolismo da glucose no músculo cardíaco. Biochem Soc 1995;23:311-314.
Kurland 1J. Pilkis SJ. Covalent control of 6.phosphofructo-2-kinase /fructose-2,6-bisphosphatase: insights into autoregulation of a bifunctional enzyme. Protein Sci I 995;4: 1023- 1037
Lawson JWR, Uyeda K. Effects of insulin and work on fructose 2,6- bisphosphate content and phosphofructokinase activity in perfused rat hearts. J Biol Chem 1987;262:3165-3173.
Rider MH, Foret D, Hue L. Comparação da 6-fosfofruto-2-quinase purificada do coração de bovino e do fígado de rato. Biochem J 1985;231;193-196.
Pilkis SJ, Claus TH. Gluconeogénese/glicólise hepática: regulação e relações estrutura/função das enzimas do ciclo do substrato. Annu Rev Nutr 1991:11:465-515.
Randle PJ, England PJ, Denton RM. Controlo do ciclo do tricarboxilato e suas interações com a glicólise durante a utilização do acetato no coração. Biochem J 1970;11:677-695.
Colowick SP, Cori GT, Slein MW. The effect of adrenal cortex and anterior pituitary extracts and insulin on the hexokinase reaction. J Biol Chem 1947;168:583-596.
Sochor M, Gonzalez A-M, McLean P. Regulation of alternative pathways of glucose metabolism in rat heart by alloxan diabetes: changes in pentose phosphate pathway. Biochem Biophys Res Commun 1984;118:110-116.
Printz RL, Koch 5, Potter LR, et al. Hexokinase 11 mRNA and gene structure. regulation by insulin and evolution. J Biol Chem1993;268:5209-5219.
Burcelin R. Printz RL, Kande J, Assan R, Granner DK, Girard J. Regulation of glucose transporter and hexokinase II expression in tissues of diabetic rats. Am J Physiol

1993;265:E392-E401.
Olson RE, Hoeschen RJ. Utilização de lípidos endógenos pelo coração isolado e perfundido do rato. Biochem J 1967;108:796-801.
Evans JR, Opie LH, Renold AE. Pyruvate metabolism in the perfused rat heart. Am J Physiol 1963;205:971-976.
Saddik M, Lopaschuk GD. Volume de negócios do triacilglicerol no miocárdio e contribuição para a utilização de substratos energéticos em corações isolados de ratos em atividade. J Biol Chem1991;266: 8162-70.
Deshaies Y, Geloen A, Paulin A, Bukowieki LJ. Restoration of lipoprotein lipase activity in insulin-deficient rats by insulin infusion is tissue-specific. Can J Physiol Pharmacol 1991; 69:746-751.
154.Taskinen M-R. Lipase lipoproteica na diabetes. Diabetes Metab Rev 1987;3: 551-570.
Olivecrona G, Olivecrona T. Triglyceride lipases and atherosclerosis. Curr Opin Lipidol 1995;6:291 -305
Kreisberg RA. Effect of epinephrine on myocardial triglyceride and free fatty acid utilization. Am J Physiol 1966;210:385-389.
Brownsey RW, Brunt RV. The effect of adrenaline-induced endogenous lipolysis upon the mechanical and metabolic performance of ischaemically- perfused rat hearts Clin Sci Mol Med1977;53:513-521.
Crass MF, Shipp JC, Pieper GM. Effects of catecholamines on myocardial endogenous substrates and contractility. Am J Physiol 1975;228;618-627.
Small CA, Garton AJ, Yeaman SJ. The presence and role of hormonesensitive lipase in heart muscle. Biochem J 1989;258:67-72.
Severson DL. Regulação do metabolismo lipídico no tecido adiposo e no coração. Can J Physiol Pharmacol 1979;57:923-937.
Stralfors P, BjorgellP, Belfrage P, Hormonal regulation of hormonesensitive lipase in intact adipocytes: identification of phosphorylated sites and effects on the phosphorylation by lipolytic hormones and insulin. Proc Natl Acad Sci USA 1984;81: 3317-21 .
Crass MF O substrato exógeno reflecte-se no metabolismo lipídico endógeno no coração de rato em funcionamento. Biochim Biophys Acta1972;Z80:71-S1.
McGarry JD, Mannaerts GP, Foster DW. A possible role for malonyl-CoA in the regulation of hepatic fatty acid oxidation and ketogenesis. J Clin Invest 1977;60:265-270.
Weis BC, Cowan AT, Brown N, Foster DW, McGarry JD. A utilização de um inibidor seletivo da carnitina palmitoiltransferase 1 (CPT 1) hepática permite quantificar a sua contribuição para a atividade total da CPT 1 no coração do rato. J Biol Chem 1994:269:26443-26448.
Brownsey RW, Denton RM. Acetyl CoA carboxylase, In: Boyer P, Krebs EG, eds. The Enzymes. 3rd ed. Control by Phosphorylation, Part B. New York. Control by Phosphorylation, Part B. Nova Iorque: Academic Press. 1987; XV111:123-146
Thampy KG. Formação de malonil-CoA no coração de rato. J Biol Chem 1989;264: 17631-34
Bianchi A, Evans JL, Iverson AJ, Nordlund AC, Watts TD, Witters LA. Identification of an isozymic form of acetyl-CoA carboxylase J Biol Chem 1990;265: 1502- 1509.
Saddik M, Gamble J, Wilters LA, Lopaschuk GD. Regulação da acetil-CoA carboxilase da oxidação de ácidos gordos no coração. J Biol Chem 1993;268:25836-25845.
Lopaschuk GD, Gamble J. Acetyl-CoA carboxylase: an important regulator of fatty acid oxidation in the heart. Can J Physiol Pharmacol 1994:72:1101-1 109.
Hardie DG. Regulation of fatty acid synthesis via phosphorylation of acetyl-CoA carboxylase. Prog Lipid Res 1989:28:117- 146.

Kim K-H, Lopez-Casillas F, Bai DH, Luo X, Pape ME. Papel da fosforilação reversível da acetil-CoA carboxilase na síntese de ácidos gordos de cadeia longa. FASEB J 1989:3:2250-2256.
Brownsey RW, Hughes W A, Denmn RM. Adrenaline and the regulation of acetyl-CoA carboxylase in rat epididymal adipose tissue: inactivation of the enzyme is associated with phosphorylation and can be reversed upon dephosphorylation Biochem J 1979:184:23-32.
Witters LA, Moriarty D, Martin DB. Regulation of hcpatic acetyl- CoA carboxylase by insulin and glucagon. J Biol Chem I 979;254: 6644-49.
Kudo N, Barr AJ, Barr RL, Desai S, Lopaschuk GD. High rates of fatty acid oxidation during reperfusion of ischemic hearts are associated with a decrease in malonyl-CoA levels due lo an increase in 5'-AMP-activated protein kinase inhibition of acetyl-CoA carboxylase. J Biol Chem 1995:270: 17513-20.
Anwan MM, Saggerson DE. Malonyl-CoA metabolism in cardiac myocytes and its relevance to the control of fatty acid oxidation. Biochem J 1993:295:61-65.
Kim YS, Kolaltukudy PE. Purificação e propriedades da malonil-CoA descarboxilase de mitocôndrias de fígado de rato e sua comparação imunológica com as enzimas de cérebro, coração e glândula mamária de rato. Arch Biochem Biophys 1978; 190: 234-246.
Barrn RL, Kozak R, Lopaschuk GD, degradação de Malonyl CoA no coração reperfundido. Circulation 1996;44:1- 12. (Resumo).
Saad MJA, Velloso LA, Carvalho CRO. A angiotensina II induz a fosforilação em tirosina do substrato 1 do recetor de insulina e sua associação com a fosfatidilinositol 3-quinase em coração de rato. Biochem J 1995;310:741-44.
Lakhman S. SA., Sharma P., Kaur G. Changes in glucose metabolism from discrete regions of rat brain and its relationship to reproductive failure during experimental diabetes. Mol Cell Biochem. 1994 Dec 21; 141(2): 97-102.
Epsinal J, Challiss J, Newsholme EA: Effect of adenosine deaminase and an adenosine analogue on insulin sensitivity in soleus muscle of the rat. FEBS Lett 1983;158:103-106
Bardenheuer H, Schrader J: A relação entre a oferta e a procura de oxigénio determina a formação de pelo coração. Am J Physiol 1986;250:H173-80,
Schrader J, Haddy FJ, Gerlach E: Libertação de adenosina, inosina e hipoxantina do coração isolado de cobaia durante a hipoxia, a autorregulação do fluxo e a hiperemia reactiva. Pflugers Arch 1977; 369:1-6.
Berne RM: The role of adenosine in the regulation of coronary blood flow. Circ Res 1980; 47:807-813,
Berne RM: Adenosina: um importante regulador fisiológico. News Physiol Sci 1986;1:163-167.
Saito D, Steinhart CR, Nixon DG, et al: Interacoronary adenosine deaminase reduces canine myocardial reactive hyperemia. Circ Res 1981;49:1262-1267.
Rubio R, Berne RM, Katori M: Libertação de adenosina na hiperemia reactiva do coração do cão. Am J Physiol 1969;216:56-62
Downey HF, Merrill GF, Yonekura S, et al: Adenosine deaminase attenuates norepinephrine-induced coronary functional hyperemia. Am J Physiol 1988;254:H417-24
Jeevendra Martyn J A., Masao Kaneki, Shingo Yasuhara. Resistência à Insulina e Hiperglicemia induzidas pela Obesidade: Factores Etiológicos e Mecanismos Moleculares Anestesiologia 2008;7: Vol.109, 137-148.
Prasenjit Manna, Sushil K. Jain. Fosfatidilinositol-3,4,5-Trifosfato e sinalização celular: Implicações para a Obesidade e Diabetes Cell Physiol Biochem 2015;35:1253-1275
Stanley WC, Lopaschuk GD, McCormack JG. Regulação do metabolismo do substrato energético no coração diabético. Cardiovasc Res. 1997 Apr;34(1):25-33

DeFronzo RA. O efeito da insulina no metabolismo renal do sódio: uma revisão com implicações clínicas. Diabetologia 1981;21:165-71.
Rizza RA, Mandarino LJ, Genest J, Baker BA, Gerich JE. Produção de resistência à insulina por hiperinsulinémia no homem. Diabetologia 1985;28:70 -5
Kyong Yeun Jung, Kyoung Min Kim, Soo Lim. Abordagens terapêuticas para preservar ou restaurar a função e a massa das células ß pancreáticas. Diabetes Metab J. 2014 Dez;38(6):426-436
Mhairi C. Towler, e D. Grahame Hardie. AMP-Activated Protein Kinase in Metabolic Control and Insulin Signaling. Circ Res. 2007;100:328-341
Christopher BA, Hsuan-Ming Huang, Berthiaume JM, McElfresh TA, Xiaoqin Chen, Croniger CM, Muzic Jr. RF, Chandler MP. A resistência à insulina do miocárdio induzida por uma alimentação rica em gordura na insuficiência cardíaca está associada a uma função contrátil preservada. Am J Physiol - Heart and Circulatory Physiology 2010 Dec: 299: 6: H1917-27

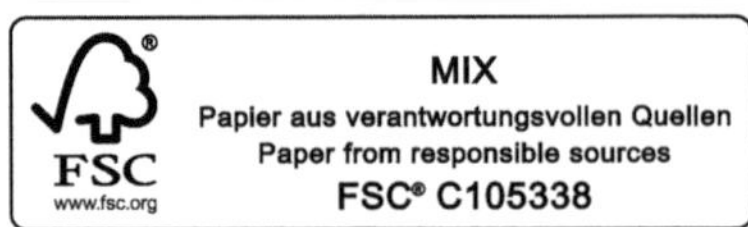

Printed by Books on Demand GmbH, Norderstedt / Germany